U0200046

民國
中醫藥
教材

南京国医传习所中医讲义

病理学正科讲义

郭受天 编　陈用崇 整理　王树文 参校

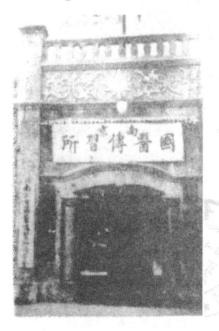

學苑出版社

图书在版编目(CIP)数据

病理学正科讲义/郭受天编;陈用崇整理;王树文参校.
—北京:学苑出版社,2014.2
（南京国医传习所中医讲义）
民国中医药教材
ISBN 978－7－5077－4164－3

Ⅰ.①病… Ⅱ.①郭… ②陈… ③王… Ⅲ.①中医病理学—教材
Ⅳ.①R228

中国版本图书馆 CIP 数据核字(2014)第 023505 号

审　　订：高振英
责任编辑：付国英　陈　辉
封面设计：周　毅
出版发行：学苑出版社
社　　址：北京市丰台区南方庄 2 号院 1 号楼
邮政编码：100079
网　　址：www.book001.com
电子信箱：xueyuan@public.bta.net.cn
销售电话：010-67675512、67678944、67601101(邮购)
经　　销：新华书店
印　刷　厂：北京市广内印刷厂
开本尺寸：890×1240　　1/32
印　　张：7
字　　数：129 千字
版　　次：2014 年 3 月北京第 1 版
印　　次：2014 年 3 月北京第 1 次印刷
印　　数：0001—3000 册
定　　价：22.00 元

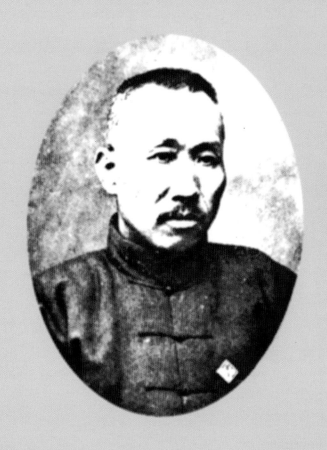

中央国医馆馆长焦易堂

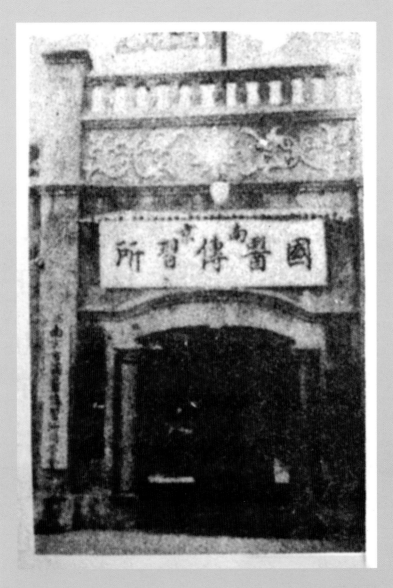

南京市国医传习所

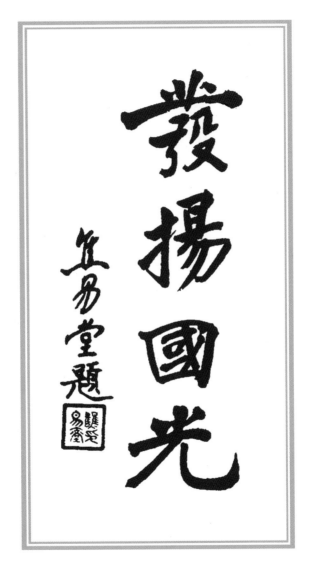

中央国医馆馆长焦易堂题字

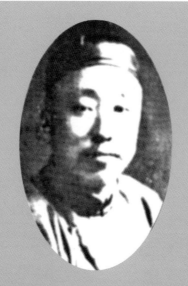

理 事 长 随翰英

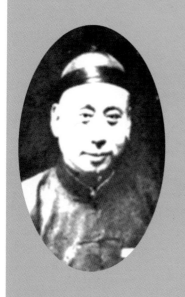

常 务 理 事 朱子黎

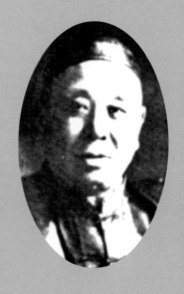

常 务 理 事 杨伯雅

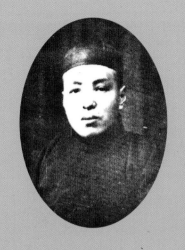

理 事 戴珩荪

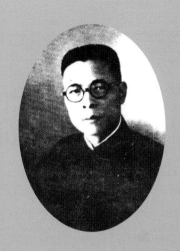

理 事 包农辅

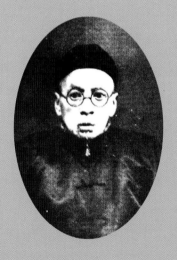

监 事 徐近仁

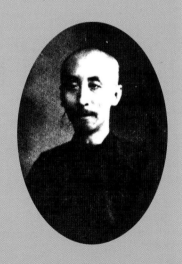

监 事 张简斋

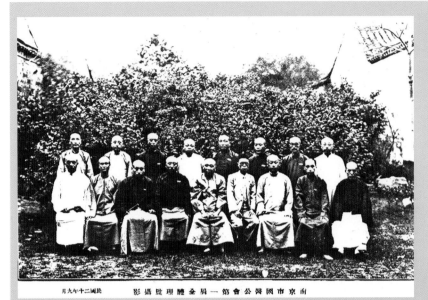

民國二十九年九月　　　南京市國醫公會第一屆全體理監攝影

南京市国医公会第一届理事会合影

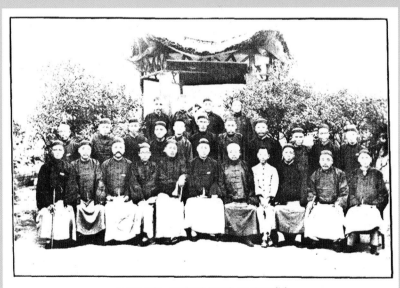

南京市國醫公會下關事務所第一屆職員攝影

南京市国医公会下关事务所第一届职员合影

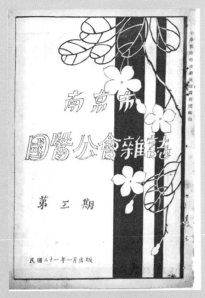

南京市
國醫公會雜誌
第三期

民國二十一年一月出版

南京市国医公会杂志书影之一

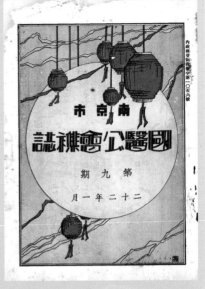

南京市
國醫公會雜誌
第九期
二十二年一月

南京市国医公会杂志书影之二

南京市国医公会杂志书影之三

南京市國醫公會雜誌

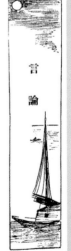

言論

現代國醫之關鍵

章啓民

一般人心理、以爲國醫決不能留存於科學維新的國家、亦決不能適存於文明人類的社會、故前五十年日本明治維新時代、一聞漢法醫學、(國醫)即抱嫌厭觀念、由緣厭而加以排斥之傾向、多方取締、其至有延請漢法醫學者、予以法律上罰金等之懲戒、對於其理論之根據及其價值、尤不欲一顧也、惟被憎棄之漢法醫學、反濟生法長其間、已復如前之真央、概自民國十八春、中央衛生會議、竟有對於漢法醫學嫌疑之人、仍不亞於目命科學醫學之德醫、且現在其一舉手一投足、皆刺激本國醫者和他國醫者之神經、向之反觀昔國過去及現在的事實、亦可推想於將來、

南京市国医公会杂志书影之四

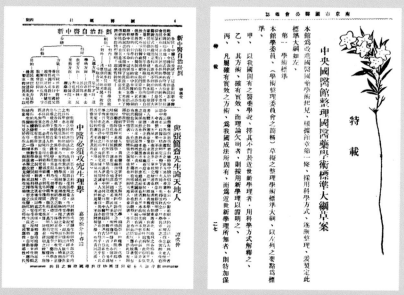

南京市国医公会杂志书影之五　南京市国医公会杂志书影之六

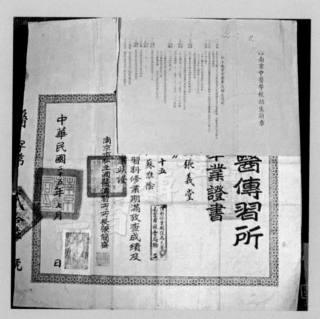

南京市国医传习所招生简章及毕业证

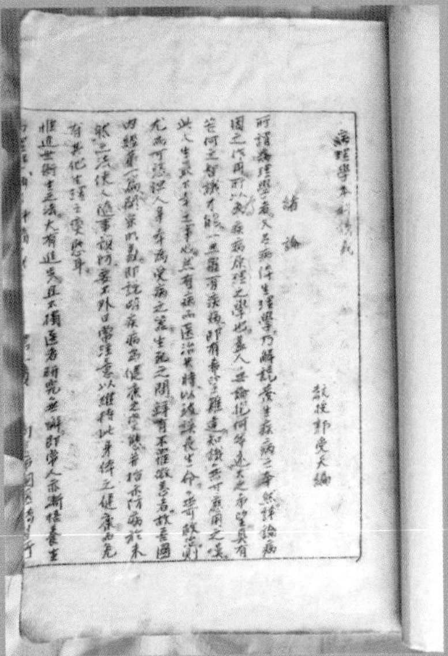

《病理学正科讲义》书影之一 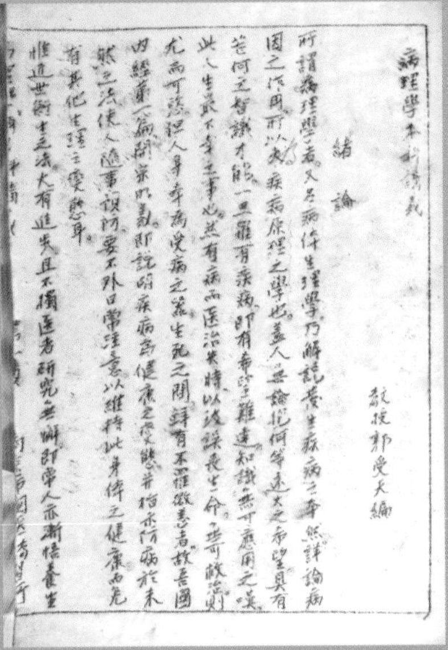　　《病理学正科讲义》书影之二

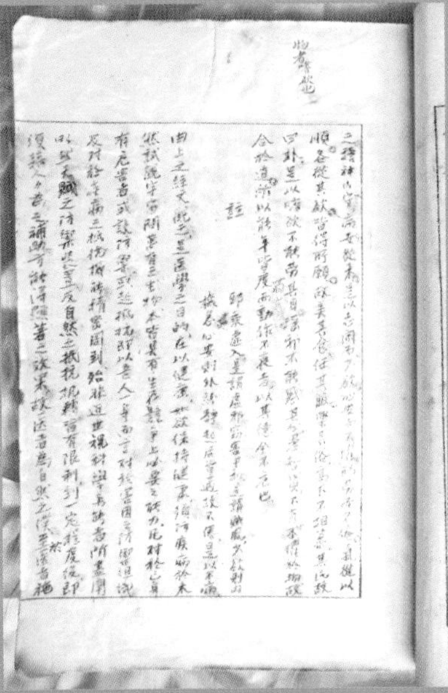

《病理学正科讲义》书影之三 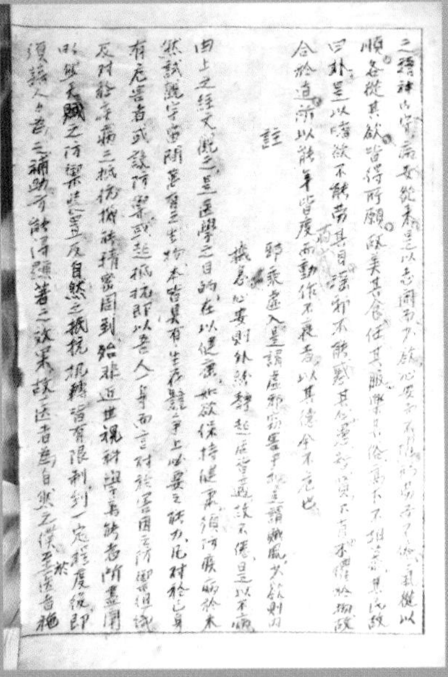　　《病理学正科讲义》书影之四

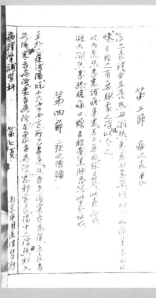
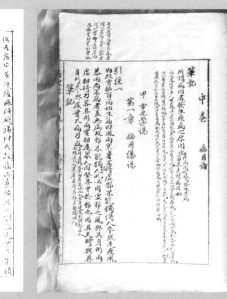

《病理学正科讲义》书影之五　　　《病理学正科讲义》书影之六

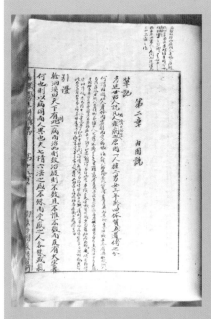
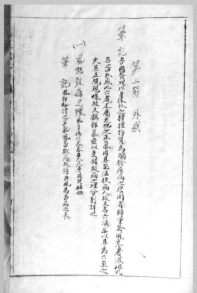

《病理学正科讲义》书影之七　　　《病理学正科讲义》书影之八

《南京国医传习所中医讲义丛书》

总　　序

　　1929 年"废止中医"的提案出笼，促使南京中医界以张简斋、郭受天、张栋梁、随翰英、杨伯雅等人，不顾个人劳苦迅速联络各地中医界人士，积极捐款资助，终于 1933 年筹办了"私立南京国医传习所"（地址：南京门东长生祠一号），为普及中医理论、提高行医水平做出了极大的贡献。

　　自民国三十年初，鉴于中医界萎靡不振之现象，南京国医传习所所长张简斋先生 带领国医传习所各科老师统编各科讲义统一教材共 15 种（《解剖生理学正科讲义》、《病理学正科讲义》、《卫生学正科讲义》、《诊断学正科讲义》、《内科学急性传染病篇讲义》、《金匮要略讲义》、《温病学讲义》、《方剂学讲义》、《中国药物学》、《妇科讲义》、《儿科学讲义》、《外科学讲义》、《中国医学史正科讲义》、《内经之研究》、《难经之研究》），确定中医学理论以"太极为第一要义"的科学自然观，提倡"中医科学本位化"，并强调对中医教材编纂标准："中医学术中，如五行生克，五运六气，司天在泉，河图洛书，太极八卦等说，在中国医学上，占有相当地位，惟非初学所能领悟，拟就各家主张，另行专门研究"。这一举措有效地在中医存废抗争中保护了中医，也改变了传统中医一对一的传承方式。

张简斋所长诊务甚忙，但还常到所中兼任"时症"课主教习，教务主任郭受天是南京有名的中医理论家，兼授中医基础课程。同时又在各地聘任教员，都是全国名医与知名学者，如章启民、汪绍生、李克蕙等，以及儿科名医随翰英，妇科名医朱梓清、杨伯雅，外科圣手张栋梁，中西贯通的冯瑞生等，还延聘了梅贻琳等多位知名西医及理化教员在该所兼任教习。南京国医传习所是一所既读中医传统经籍又学习西医知识的中西医结合的中医院校，亦为当时民国首创，所以广受关注。当时有两班，每班各有学生五十余人。一班是五年制本科班，另一班是半日制的在职中医补习班，上课时间约一年。据史料介绍，在国医传习所，无论是哪个班，在授完理论课的后一年或半年，都要到授课的名中医的私人诊所临床实习一年或半年，经考核及格后方予毕业。

1937 年，因日寇侵华，学校被迫停学，至 1946 年复办。对于该校情况及中医讲义，中医界知之甚少。此次陈用崇先生寄来《南京国医传习所中医讲义丛书》（下称《丛书》）书稿，我阅读后知郭受天、金少陵、章启民都是民国中医名家教授，学术思想融贯古今，汇通中西，于民国中医做出巨大贡献。讲义以中医理论为主体，结合近代西医常识及临床实践经验汇总而成。他们亲笔撰著，详细审阅定稿，加之陈用崇先生详细查阅民国各种医书反复推敲考证校对而成，使本丛书与同类书籍相比，质量要高一筹。此套丛书出版后，在中医理论、病理诊断方面均有益于中医各界人士学习。我想此书一经问世，必将不胫而走，蜚声中外，爰乐为之序。

于　铁

2013.10.11 于大连大学附属中山医院

王　序

　　《病理学正科讲义》一书，系民国时期南京国医传习所教务主任、著名中医理论学家郭受天教授为该所亲自编写的教材，属于民国时期的中医精品之作。中医学术重在传承，我国自《黄帝内经》至清代，历代医籍汗牛充栋，唯民国医籍断档。《病理学正科讲义》恰好填补了民国医籍的空白，起到承上启下、继往开来的作用。郭受天教授学贯中西、见解过人，不愧为学识渊博、思维超前的中医理论家。书中多有发前人所未发之处，值得我们认真学习。

　　全书分上、中、下三卷。其上卷"疾病论"，中卷"病因论"，下卷"病变论"。书中对于中西医理的剖析，具有重要的学术价值。郭先生在绪论中开头便直言："疾病为健康之变态，并指示防病于未然之法，以维持身体之健康。……中外古今，皆如出一辙。"从哲学的高度一语道破了医学的本质：古今中外之医学，对于人体生命活动规律的认识是一致的，虽殊途而同归。

　　"疾病论"中说："吾国之医理，以阴阳变化，为疾病之本然。西人之细胞病理学，与吾国《内经》以阴阳变化为疾病之本然说，极相暗合"，"西说谓疾病虽为健康之变态，而在健康者亦稍有异，但不出于一定之界限耳。若一旦变异更者，至出界外，则不得不谓之疾病。此即吾国所谓阴阳异位也。"明确指出，西医的疾病就是中医的阴阳失调，可谓一句中的。

他又说："夫万象化生，几似无可究诘。总括之，可以悉纳诸物质与势力二大原则之中。所谓势力者，在吾国以阳字代之（阳化气）；所谓物质者，在吾国以阴字代之（阴成形）。物质发生势力，运动于空间，即阳生于阴也；势力藉物质，始能成可以测计之运动，即阳附于阴也。宇宙间一切现象，皆不出分子运动之结果，其运动之原，即各分子之势力。而吾人灵妙之身体机能，溯其来源，毕竟不外阴阳动静，即自物质所发生分子运动之一现象耳。"此语从哲学高度道出阴阳之间的相互作用原理，乃源于物质分子运动之结果。

对于阴阳、寒热、表里、虚实，《病理学正科讲义》概括如下："阴阳、寒热、表里、虚实等八候之名词，以科学家从表面上观之，似与科学原理相背驰。若从实际上考之，却又与科学原理适相符合。盖热实表三候属阳，寒虚里三候属阴。阳者，即兴奋之代名词也。阴者，即衰弱之代名词也。症候虽有万千，总不离乎兴奋与衰弱两大途径。明乎此，则可知中医学理，实有立于术学界上之价值，决非纯乎陈腐之论也。"此论符合人体内神经系统兴奋与抑制的实际过程。

陈用崇先生在按语中概括了中西医理论特点："科学医泥于规矩，哲学医通于神明。中医立方玄妙，往往寒热并用，攻补兼施，表里双治，不似科学医之方药简单无侣。科学长于分析，严于系统，终至各不相涉；哲学长于包涵，万物一理，不难联贯会合。其治学之路径不同，故治病方式各异。"

"病因论"将中医病因归纳为素因、内因、外因三类，完全符合现代医学证明的三类病因。其中素因是指人之体质差异；内因以七情内伤为纲，相当于现代医学的心理因素致病；外因以六淫外感为纲，相当于现代医学的环境因素（包括微生物感染）致病。

特别是书中所附"社氏（亚泉）内外六淫新解"论述："热为神经兴奋；局部充血叫做火；寒为神经沉滞；湿为神经沉滞；燥是热进一步发展导致水分丢失的结果；风是气的变态，神经兴奋过度，充血发生痉挛或神经沉滞过甚，引起郁血，发生麻痹。"此说对于今天研究中医理论的科学原理，提供了新的思路。

余以为，《病理学正科讲义》做为一代中医大家呕心沥血之作，具有重要的科学价值。它的出版，不仅仅弥补了民国医籍断代的缺陷，也为当今中西医学界提供了借鉴。

中医、西医都是研究人体生命活动、病理变化和诊治疾病的科学，尽管二者认识角度不同，但在内涵上是相通的，而且可以相互补充。正如郭受天先生所说，

"中西医学，各有专长，未可偏废也。"

从系统科学角度讲，人体是由物质、能量和信息三者共同构成的庞大自控功能体系。中医学、西医学、系统科学对于人体生命的认识各有侧重，每一门学科所触摸到的都是人体的真实组成部分，将三者融会贯通，就触摸到了人体生命规律的全部。无论是中医学者，还是西医学者，均不可以自己有限之学识否定另一种医学的科学价值，否则就会犯"盲人摸象"的错误。

未来的医学体系，必定是中西医临床上优势互补、理论上融会贯通的中国新医学体系，这已是当今医学发展的大势所趋。《病理学正科讲义》作为我国 20 世纪 30 年代的中医名家之作，无论是对于传承中医学术科学理念，还是为中西医结合研究提供思路，都具有重要的借鉴意义，故为之序。

王锡民

2013 年 4 月 21 日写于佳木斯大学临床医学院

刘　序

　　福建陈用崇先生爱好收藏和种植花卉盆景，并痴迷中医。日前寄来其珍藏的油印版民国时期"国立南京国医传习所"《病理学正科讲义》、《诊断学正科讲义》等讲义数卷，意欲重印以飨中医学者，为中医药复兴大业尽微薄之力，并邀余作序，言辞恳切。笔者展卷细玩，爱不释手，受益良多。

　　自西学东渐以来，中医历尽坎坷、受尽屈辱。民国时期，以余云岫为代表的反中医人士提案欲取消中医，议案得到时任国民政府主席汪精卫的支持，形势十分严峻。于是各地中医纷纷举行集会，请愿抗争，迫使议案未获通过。另一方面余云岫又用西方医学对照衡量中医，写出《灵素商兑》攻击中医，质疑中医的科学性。"国立南京国医传习所"就是在这样的历史背景下成立举办的。担任中医教材编写的授课教授大都国学中医功底深厚，他们在讲义编写过程中以其人之道还治其人之身，针锋相对地用中医学观点方法与西医某些不合理的提法商兑，质疑西医某些学说的合理性。根据民国中央国医馆《整理医药学术标准大纲草案》要求，他们在编写中医教材时借鉴了西医教材的编写体例和名词，比如，《病理学正科讲义》、《诊断学正科讲义》这样的书名。讲义对西医名词的借用，是为中医贴上西医学科的商标。但是就其讲义内容来看，应该都是本于《黄帝内经》及历代各中医大师原著。可以说，"国立南京国医传习所"的教授所编写的中医授课讲义开了新中国成立后中医学院教材编写的先河。此外，书中用中医之理诠释西医名词部分也很精彩贴切，实为中西医结合之滥觞，至今仍然准确和不落后。知其流者更应朔其源，这些珍贵的文献资料现在仅存于南京档案馆，现基本上不易见到。该教材的重印，对有志于研习中医者提高中医理论水平将大有裨益。是以为序。

刘世峰

2013 年 1 月 20 日写于荣昌上河城

整理说明

    郭受天，别号半聋居士，民国时期著名的中医理论家、教育家，在当年中医界反废止、图生存运动风起云涌之时，已经蜚声医坛。先生生于 1888 年，卒于 1965 年 9 月，世居南京长乐路张都堂 12 号，享年 78 岁。自幼习岐黄术，爱好学问，曾投笔从戎，做过军医，旁通西医学说，对中医学自有卓见。民国初年，北洋军阀政府内务部提出"废除中医"的谬论时，他正年青气壮，当即发表言论抗议。上世纪 20 年代中便主编《南京医药卫生报》，该报发行一百多期，影响很大。民国十八年（公元 1929 年）遇"国府"卫生部会议有决议要废止旧医药，他即主编《南京中医杂志》）力挺中医。

    其时南京有四大名医，张简斋、张栋梁、随翰英、杨伯雅，他们都非常敬佩郭受天先生学问渊博。那时候他的编辑部、中医教学课堂、中医各团体在宁（首都）联络办事处，全设在南京市慧圆里杨伯雅先生家大客厅内。郭受天先生坐此主持所有一切中医药事宜，为筹设中央国医馆的工作做了相当具体的努力。他完全放弃诊疗业务，每天以课徒教学写稿为主。

郭受天先生历任中央国医馆常务理事，全国医药学术研究整理委员会常务委员，考试院中医考试委员，私立南京国医传习所教务主任。对于中医学术强调"医者理也"，重视理论方法，认为中医学术自古就是道法自然，原本属哲理科学的。对否定中医学的一切谬论进行相当得力的口诛笔伐。

他为创立"南京国医传习所"做出了巨大贡献，从民国十三年始先后八年努力争取，在民国《南京医药卫生通俗报》第七十五期及《国医公会杂志》第7、第82期等刊物中发表文章，论"南京筹设国医传习所之不可缓"、再论"南京筹设国医传习所之不可缓"。他在文章中说："南京医界，素多明达之士，有起而图之者乎，受天虽愚，愿为之执鞭。"最后该所于民国33年（公元1944年）申办成功！

他为人正直，爽快乐观，有理想有行动，奉行"三世主义"："行中医以救世，讲中医以寿世，著医书以行世"。在"南京国医传习所"任教务主任之时编写了《解剖生理学正科讲义》、《病理学正科讲义》二种。由南京国医传习所于民国34年（公元1945年）油印本刊行，但流行较少，国内仅见《南京中医学院图书馆馆藏中医书目》有收藏此二书。

病理学，亦名病因学，研究疾病所以发生之原因，以为诊断治疗为依据。《病理学正科讲义》全书分"绪论"及上、中、下三卷。上卷"疾病论"：第一章"疾病之本然"，第二章"疾病之症候及诊断"，第三章"疾病之预后及经过"，第四章"疾病之转归"，第五章"疾病之治法"。中卷"病因论"：第一章"病因总说"，第二章"内因说"，第三章"外因说"，第四章"内伤外感说"，第五章"三因说"，第六章"伏气正邪杂气说"，第七章"运气说"，第八章"运气主病说"，第九章"六气病属说"。另附乙篇"今之学说"，分为二章：第一章"内因"，第二章"外因"。下卷"病变论"：第一篇"病变总说"，第一章"旧派之阴阳传变说"，第二章"新派之阴阳传变说"；第二篇"病变分说"，第一章"太阳经之主证"，第二章"太阳病之串解"，第三章"太阳病之新解"。

此次整理《病理学正科讲义》，以本人收藏的《病理学正科讲义》油印本为底本进行点校注释，具体如下：

（1）重新编排目录，使正文内的标题与书前的目录统一。

（2）遵行中医古籍校注通则的要求，对全书加以标点。考虑原书从未出版，对书中错误字考证后，直接改正不另说明。

（3）繁体字改为规范的简体字：如"藏府"改作"脏腑"，"濇"改作"涩"，"鞭"改作"硬"，"乾"改作"干"。异体字、俗字均改为通行字：如"襍"改作"杂"，"藉"改作"借"，"急"改作"即"。

（4）底本中方位词"左"一律改为"下"，不另作说明。

（5）《病理学正科讲义》繁体竖排油印本，书内分"正文"、"笔记"、"按语"、"注"或(1)。形式，排列分"正文"、"笔记"、"按语"、"注"，在"正文"下标出"按语"二字，以清眉目。如对正文有疑问或补充，加本人按语"陈按"二字，以清眉目。

（6）《病理学正科讲义》内《伤寒论》经文原文无序列号，现重新在原经文后加序号，本书经文条目依据《注解伤寒论》明代汪济川校正成注本，经文字句与通本略有不同，用字稍有出入。本书校正后经文为保持原书风格，一律按汪济川校正成注本条文校正。

（7）因原本油印装订时有误，第六十四页至六十八页先后文有误，从第六十五页至六十八页为补遗页，其正文文字内容校订过程中已修订好，具体内容按新排印本为准。

在整理过程中，尽量保持书籍原貌，对原书的观点、理论不作任何删改，并以民国时期中医文献资料及现代出版的百余种医书合对，如《南京市国医公会杂志》、《上海中西医药学校病理学讲义》、《皇汉医学》、《和汉医学真髓》、《医宗金鉴》、《素问注释汇粹》、《灵枢经注释》等做为参校书。本书的整理，得到了大连大学于铁教授、潘荣平女士等老师的帮助。佳木斯大学临床医学院王锡民教授、重庆市荣昌县人民医院老中医刘世峰分别为本书写序，在此向他们表示衷心感谢！如果没有他们的帮助与支持，这本书无法问世的。

整理者陈用崇

2013.10.13 于福建省永安市红头山书房

目　　录

岐黄之术自有传承

诸　论

　　所谓病理学者，又名病体生理学。乃解说发生疾病之本然，详论病因之作用，所以为疾病原理之学也。盖人无论抱何等远大之希望，具有若何之知识才能，一旦罹有疾病，即有希望难达，知识无可应用之叹，此人生最不幸之事也。然有病而医治失时，以致误丧生命，无可救治，则尤为可悯。但人身本为受病之器，生死之间，鲜有不罹微恙者。故吾国《内经》第一篇，开宗明义，即说明疾病为健康之变态，并指示防病于未然之法，使人随事预防，要不外日常注意，以维持此身体之健康，而免有其他生理之变态耳。

　　惟近世卫生之法，大有进步，且不独医者研究无懈，即常人亦渐司养生为要图，可见古今中外，皆如出一辙。兹特将《内经》上古天真论中之精义，择要述之于下，以明古医学有正确之精神，而非尽属玄空也。

　　歧伯曰："上古之人，其知道者，法于阴阳，和于术数，食饮有节，起居有常，不妄作劳，故能形与神俱，而尽终其天年，度百岁乃去。今时之人不然也，以酒为浆，以妄为常，醉以入房，以欲竭其精，以耗散其真，不知持满，不时御神，务快其心，逆于生乐，起居无节，故半百而衰也"。

注： 阴阳为天地之常道，术数为养生之大法，修养者必谨先之。若纵嗜欲之心，逆生养之乐，以酒为浆，则伤脾胃。脾胃即伤，则不能宣五谷之味，而生气伤矣。以妄为常，伤其神矣。醉以入房，伤其精矣。脾胃生气，精神俱伤，生命且恐其不保，欲不病得乎？

"夫上古圣人之教下也，皆谓之虚邪贼风，避之有时，恬憺虚无，真气从之，精神内守，病安从来。是以志闲而少欲，心安而不惧，形劳而不倦，气从以顺，各从其欲，皆得所愿。故美其食，任其服，乐其俗，高下不相慕，其民故曰朴。是以嗜欲不能劳其目，淫邪不能惑其心，愚智贤不肖，不惧于物，故合于道。所以能年皆度百岁，而动作不衰者，以其德全不危也"。

注： 邪乘虚人，是谓虚邪。窃害中和，是谓贼风。少欲则内机息，心安则外纷静。起居皆适，故不倦，是以不病。

由上之经文观之，是医学之目的，在于健康。如欲保持健康，须防疾病于未然。试观宇宙万有之生物，本皆具有生存竞争上必要之能力。凡对于己身有危害者，或设防御，或起抵抗。即以吾人一身而言，对于害因之防御组织，及对于疾病之抵抗机能，精密周到，殆非近世科学万能者所尽能阐明。然天赋之防御装置，及自然之抵抗机转，皆有限制，到一定程度后，即须藉人力为之补助，方能得显著之效果，故医者为自然之仆。至于医者施药石于已病，则必须明疾病为何物？欲明疾病为何物，又当溯其来源，探求身体之阴阳变化，以明生活所以变异之理，而后疾病之本相，始可得而知，此病理学之所以尚也。

附：病理学商兑

按吾国医学，向属综合的，今欲仿近世科学例，分类撰述，事系创作，难免有画蛇添足之议，爰将是项平时课徒之底稿，略加修润，录登本志，颜之曰："病理学商兑"，以示此为未定之稿，尚待商兑，倘会内外诸同仁，不吝珠玉，进而教之，俾本稿得逐渐改正，成为一较有系统之国医著作物，则幸甚矣。

陈按：以上"病理学商兑"，此条目文为郭受天先生的《病理学》上卷开头语，曾全刊登发表在南京市国医公会杂志第七期27页现补上，供读者参考。

上卷 疾 病 论

夫疾病者，从广义言之，不外健康之变态，正规生活之异常也。然此种情状，亦为人所共知，固无籍乎学术上之讨论，而学术上所当知者，第一须定健康之意义，说明健康生活之状态，究因何故而发生疾病。故本论中即泛论疾病之本然，及其症候、诊断、预后、经过、转归，而兼论其治法也，兹分述之。

注：此篇系仿近世病理学总论例，分疾病论、病原论、病变论三卷，斯则易病原论为病因论，易病变论为病症论耳。

第一章 疾病之本然

《素问·阴阳应象大论》曰："阴阳者，天地之道，万物之纲纪，变化之父母，生杀之本始，神明之府也，治病必求于本"。

注：夫万象化生，几似无可究诘；总括之，可以悉纳诸物质与势力，二大原则之中。所谓势力者，在

吾国以阳字代之（阳化气）；所谓物质者，在吾国以阴字代之（阴成形）。物质发生势力，运动于空间，即阳生于阴也；势力藉物质，始能成可以测计之运动，即阳附于阴也。宇宙间一切现象，皆不出分子运动之结果，其运动之原，即各分子之势力。而吾人灵妙之身体机能，溯其来源，毕竟不外阴阳动静，即自物质所发生分子运动之一现象耳。

《素问·太阴阳明论》曰："阴阳异位，更实其虚，更逆更从，或从内，或从外，所从不同，故病异名也"。

注：西说谓疾病虽为健康之变态。而在健康者，亦稍有异，但不出于一定之界限耳。若一旦变异更著，至出界外，则不得不谓之疾病。此即吾国所谓阴阳异位也，良以疾病时所见之物体形状现象，较之健康时所见者，根本上初无歧异，不过误期部位，差其时期，异其分量，由是以定疾病之概别。此即经云：更实更虚，更逆更从，所从不同，故病异名之说也。

观上之经文，是吾国之医理，以阴阳变化，为疾病之本然。征诸近世细胞病理学，亦谓各种之疾病，均因细胞之物质，变化而起。盖因病原侵袭，而其组织之构造，起形态变化，其成分起化学变化，而结果则机能发起机能变化，于是组织之营养、机能、新生三现象，或增进，或减衰，其人觉不快，速衰弱而死，是即病之本然也。准是以谈，西人之细胞病理学，与吾国《内经》以阴阳变化为疾病之本然说，极相暗合。兹为便于说明计，特再将西人之细胞说，与吾国大易之太极学，融会而浅释之，以求中西学理之会通。

迩来西人生理之学说，以为动植之发生，皆始于细胞。细胞为圆形，外层有嫩皮包裹，皮内有透明半流动之液体，谓之细胞原质。原质内有一二或至四五之小核，核内有一小仁。细胞之全体，极为微秒，非用最大之显微镜检查，不能窥见其内容；其生活也，运动变化，瞬息不已，由一分而为二，由二分而为四，由四分而为八，皆以偶数相生，由之而百而千而万，以至于恒河沙，无量数，遂集合而成一大团体，构造而成一动植等物，是以动植物之发生也。其始本为一个细胞，其终则为无量数细胞，各归系统，互相配合，乃有皮肉、筋骨、五官、脏腑之分，根茎、枝干、花叶、果实之别。由是而老而少，而盛而衰，要皆更迭为用，一脉相传，新陈代谢，生生不息，而世界赖以不灭，万物恃以常存，此西人最新发明细胞之说也。

但此说吾人乍一闻之，颇觉新奇，以为西人之科学，实属万能；殊不知此理，已早经我国古圣先贤，发明在先，特因其文词简奥，又无法可以证明，因而人多漠然视之，而不求其所以，遂令生人之原理，沉晦至今，而异端邪说，转以盛行于世，贻害无穷，良可慨也。吾人不尝读《易》，而研究卦象之精义乎？查未成八卦之先，必先画一太极，其形混圆，颇与细胞相类，内分阴阳，于两端各点一鱼睛，正与细胞内之核相等。

太极能自旋转，变化万千，由之而生两仪，由两仪而生四象，由四象而生八卦，由八卦而成万物。所生又皆偶数，及其集合而成也，亦分类而为万物，此则与细胞分体作用之说，毫无歧异也。考太极两字之义，包括甚广，以言其小，则小不能破，虽尘介不足喻其微；言其大，则大而无外，即天地亦在包容之内。可知太极之为用，充塞乎天地，普遍乎万物，若以科学言之，谓之细胞亦可，谓之分子亦可。由是推阐字义，彼细胞与分子两者之名词，尚嫌不及吾国太极之称，伸缩自如，可大可小，而范围无际也。惟吾国太极之说，近于虚无，得细胞以证实之，则真理愈显。细胞之说，似乎滞板，由太极以参考之，则妙义无穷。夫数者，皆一积也；万物者，亦太极之积也；执万物以求太极，斯物物皆为太极。据太极以言万物，离太极并无一物，天地之大可作一太极观也。一物之微，亦得作一太极观也，是故执吾身之全体而言，则为太极；剖吾身之脏器，至于最小之一点而言，亦为太极。西人说细胞，于未经分体之先，即有主胚副胚两性，是吾身之全体，已早具备于至微极小细胞之内。古人言太极，必详辨阴阳四象八卦之理，可知天地万物，无不包乎太极之中。太极有形可窥乎？曰有。即西人所言之细胞是也。可以目睹乎？曰可。刺吾身之血液，滴之于玻璃板上，用显微镜以检查之，则见有无数之细胞，旋走不已，其他脏器皮骨筋肉，无不如是，此即太极之真像也。明乎此，然后方足以言造化

岐黄之术自奋传承

之玄机，生人之妙理。而医学之精微，亦即在此矣。

第二章 疾病之症候及诊断

症候者，疾病所发之现象。诊断者，诊察疾病之现象，而得确实之鉴定也。吾国古医家，对于症候及诊断，说理繁多，不遑细述，试举例以明之。

《内经·素问·风论篇》曰："肺风之状，多汗恶风，色䴔然白，时咳短气，昼日则差，暮则甚，诊在眉上，其色白"。

注：肺风者，病之名称也。多汗恶风，时咳短气，昼日则差，暮则甚者，肺风病之症候也。诊在眉上，其然䴔然白者，为肺风病之特征，据此则可以下诊断矣。

上之举例，即所谓症候与诊断也。但吾国医学，对于症候时之鉴别，尚有一种之特长，综合而言之，名曰八候。一曰寒症，一曰热症，一曰虚症，一曰实症，一曰表症，一曰里症，一曰阴症，一曰阳症。虽不及西学分症候，为自觉与他觉症之明显，然八候之审度病势，实为识症之要诀也。兹特将程氏钟龄所谓之寒热、虚实、表里、阴阳辨一篇，撮要述之于下，该篇对于八候上病势之解释，简要明了，虽不足以尽八候之全豹，亦可谓略见一斑耳。

《经》云："知其要者，一言而终；不知其要者，流散无穷"。是故症虽万千，而症有总要，概括之，不外寒热、虚实、表里阴阳八候而已。病情既不外此，则辨症之法，亦不出此也。

第一节　症之寒热

症之寒热，全在口渴与不渴，渴而消水与不消水，饮食喜热与喜冷，烦躁与厥逆，溺之长短赤白，便之溏结，脉之迟数以分之。

假如口渴而能消水，饮食喜冷，心烦燥，溺短而赤，便结，脉数，此热症也。

假如口不渴，或假渴而不能消水，喜饮热汤，手足厥冷，溺长而清，便溏，脉迟，此寒症也。

第二节　症之虚实

症之虚实，全在有汗与无汗，胸腹胀痛与否，胀之减与不减，痛之喜按与拒按，病之新久，禀之浓薄，脉之虚实以分之。

假如病中无汗，腹胀不减，痛而拒按，病新得，人禀厚，脉实有力，此实症也。

假如病中多汗，腹胀时减，移时如故，痛而喜按，按之则痛止，病久禀弱，脉虚无力，此虚症也。

第三节　症之表里

症之表里，全在发热与潮热，恶寒与恶热，头痛与腹痛，鼻塞与口燥，舌苔之有无，脉之浮沉以分之。

假如发热恶寒，头痛鼻塞，舌上无胎，脉息浮，此表症也。

假如潮热恶热，腹痛口燥，舌苔黄黑，脉息沉，此里症也。

第四节　症之阴阳

至于症之阴阳，统上六字而言，所包者广。热者为阳，实者为阳，在表者为阳；寒者为阴，虚者为阴，在里者为阴。寒邪客表，阳中之阴；热邪入里，阴中之阳。寒邪入里，阴中之阴；热邪达表，阳中之阳。而真阴、真阳之别，则又不同。

假如脉数无力，虚火时炎，口燥唇焦，内热便结，气逆上冲，此真阴不足也。

假如脉大无力，四肢倦怠，唇淡口白，肌冷便溏，饮食不化，此真阳不足也。

第五节　阴阳之变化

寒热、虚实、表里、阴阳之别，总不外此。然病中有热症，而喜热饮食者，同气相求也；有寒症而喜冷饮，却不能饮者，假渴之象也。有热症而大便溏泻者，挟热下利也；有寒症而大便反硬者，名曰阴结也。有热症而手足厥冷者，所谓热深厥亦深、热微厥亦微是也。有寒症而反烦躁、发热、欲坐泥水之中者，名曰阴躁，真寒假热症也。有汗而为实症者，热邪传里也。无汗而为虚症者，津液不足也。恶寒而为里症者，直中于寒也。恶热口渴而为表症者温热之病，自里达表也。此乃阴阳变化之理，为治病之权衡，尤辨之不可不早辨也。

注：阴阳寒热表里虚实等八候之名词，以科学家从表面上观之，似与科学原理相背驰。若从实际上考之，却又与科学原理适相符合。盖热实表三候属阳，寒虚里三候属阴。阳者，即兴奋之代名词也。阴者，即衰弱之代名词也。症候虽有万千，总不离乎兴奋与衰弱两大途径。明乎此，则可知中医学理，实有立于术学界上之价值，决非纯乎陈腐之论也。

第三章　疾病之预后及经过

预后者，审查疾病变动之机，以卜日后经过之吉凶。经过者，即疾病之自始至终之状况也。查吾国论疾病之经过，原分始、中、末三期，以病之初起为始期，及其盛也为中期，迨病之极为末期。是以病之初生，应

岐黄之术自有传承

如何预防之，及病之盛则为中期，自然之现象，可以及时以施治疗之术；其病之极也，已逾三期，则应用挽救之策，全赖医者手眼之敏捷，至此三期中之治疗大法，古医家亦颇有敏捷之方。如《素问·阴阳应象大论》曰因其轻而扬之，此始期治法也；曰因其重而减之，此中期之治疗；犹西学所谓顿挫疗法。曰因其衰而彰之，此末期之治疗；犹西学所谓兴奋疗法也。兹为说明经过上之便利计，故不觉言出题外，爰再将《内经》中论预后与经过者，择录一二例于下。

《素问·阴阳应象大论》曰："故善治者治皮毛，其次治肌肤，其次治筋脉，其次治六府，其次治五藏，治五藏者，半生半死也"。

注：所谓皮毛，肌肤，筋脉，六腑，五脏者，乃分别疾病轻重之代名词，非指脏腑实体而言也。治皮毛肌肤，筋脉者，乃表明良预后中，尚有三种等级。治六腑者，乃表明疑预后，谓疾病已至由吉达凶之时期，吉凶难明，故称疑预后。治五脏者，乃表明凶预后，谓疾病已至危险之时期。此中西学说明异暗合之点也。

《灵枢·百病始生篇》曰："气有定舍，因处为名，上下中外，分为三部，是故虚邪之中人也，始于皮肤，皮肤缓则腠理开，开则邪从毛发入，入则抵深，深则毛发立，毛发立则淅然，故皮肤痛。留而不去，则传舍于络脉，在络之时，痛于肌肉，其病时痛时息，大经乃代。留而不去，传舍于经，在经之时，洒淅喜惊；留而不去，传舍于输，在输之时，六经不通四肢，则肢节痛，腰脊乃强；留而不去，传舍于伏冲之脉，在伏冲之时，体重身痛；留而不去，传舍于肠胃，在肠胃之时，贲响腹胀，多寒则肠鸣飧泄，食不化，多热则溏出糜；留而不去，传舍于肠胃之外，募原之间，留著于脉，稽留而不去，息而成积；或著孙脉，或著络脉，或著经脉，或著输脉，或著于伏冲之脉，或著于膂筋，或著于肠胃之募原，上连于缓筋，邪气淫佚，不可胜论"。

按考近世医学，言疾病之经过，有缓有急。缓者，慢性病也。急者，急性病也。有迟有速，迟者曰涣散，速者曰分利。有整然不紊者，有无定规者。无定规者，姑置不论。其整理不紊者，可分为六期。一曰前征期，二曰序期，三曰进期，四曰极期，五曰退期，六曰恢复期。然则与吾国医理相反乎，曰否。吾国所谓始于皮肤者，犹彼之言前征期也。留而不去，传舍于络脉者，犹彼之言序期也。留而不去，传舍于经输者，犹彼之言进期也。留而不去，传舍于伏冲肠胃等者，犹彼之言极期也。去而不留，即彼所谓之退期、恢复期也。由是以谈，中西医理，尚有水火之见耶。

第四章　疾病之转归

转归者，疾病之终结者也。此章在西医则有全治、不全治、死亡三种之区别。全治者，退去其病原，治愈其病变，使全体机能皆复故之谓也。不全治者，即疾病不能全治，稍留机能障害之谓也。死亡者，新陈代谢停止，各种机能废绝之谓也。至吾国医学，对于疾病之转归，虽未分列子目，而全治、不全治、死亡等，三者之要理，均已包括其中。兹特将《内经》中之要理，有合于此三要点者，择录于下，以明我国医学之不陈腐，实有独立之精神也。

《素问·玉机真藏论》曰："形气相得，谓之可治；色泽以浮，谓之易已；脉从四时，谓之可治；脉弱以滑，是有胃气，命曰易治，取之以时。形气相失，谓之难治；色夭不泽，谓之难已；脉实以坚，谓之益甚；脉逆四时，为不可治"。

注：所谓可治及易已者，即全治也。所谓难治及难已者，即不全治也。所谓益甚，及不可治也，即死亡也。

《素问·四气调神大论》曰："夫四时阴阳者，万物之根本也。所以圣人春夏养阳，秋冬养阴，以从其根，故与万物浮沉于生长之门。逆其根，则伐其本，坏其真矣。故阴阳四时者，万物之终始也，死生之本也，逆之则灾害生，从之则苛疾不起，是谓得道。道者，圣人行之，愚者佩之。从阴阳则生，逆之则死，从之则治，逆之则乱，反顺则逆，是为内格"。

注：苛疾，谓重疾也。内格者，谓内性格拒于天道也。从阴阳则生者，全治也。逆之则死者，死亡也。不

全治者，即经所谓胎孕不育，治之不全，此气之常也。

第五章　疾病之治法

治法者，以应用之药物，疗治疾病之法也。在西法有顿挫、根治、姑息、症候四种疗法之不同。顿挫者，以病变急剧时，使其停顿小止也。根治者，以本病完全除去，不稍贻后患也。姑息者，抑制疾病之进行，而补其不足，暂休目前之患也。症候者，以病变不能治，又不能已之时，专攻续发于病变外现之症候也。而吾国治法上，亦有七方十剂之各别，兹分析之于下。

第一节　七　方

七方者，系出于歧伯之所作。大意谓气有多少，形有盛衰，治有缓急，上下内外之不同，故特立七方以制之。

一、大方

大方者，谓病有兼证，邪有强盛，非大力不能克之。如仲景之大承气汤、大青龙汤，一汗一下，皆取其分量重，药味多，胜于小承气汤、小青龙汤也。余者可以类推。

二、小方

小方者，谓病无兼证，邪气轻浅，药少分量轻，中病而止，不伤正气，如仲景小承气汤之微下，小建中、小温经之微温，小柴胡之微散，皆取其中病而止，力不太过也。余仿此。

三、缓方

缓方者，虚延之症，剽劫不能成功，须缓药和之。有以甘缓之者，炙甘草汤、四君子汤，治虚劳是也。有以丸缓之者，乌梅丸治久痢是也，有多其物以牵制，使性不得骋，而缓治之者。薯蓣丸治风气百病。侯氏黑散，填补空窍，须服四十九日是也。有徐徐服以取效，如半夏苦酒煎，缓方徐徐呷之。甘蜜半夏汤，徐徐咽下是也。

四、急方

急方者，谓病势急，则方求速效。如仲景急下之，宜大承气汤。急救之，宜四逆汤之类。盖发表欲急，则用汤散。攻下欲急，则用猛峻。审定病情，合宜而用。

五、奇方

奇方者，单方也。病有定形，药无牵制，意取单锐，见功尤神。如仲景少阴病咽痛，用猪肤汤。后世补虚，用独参汤、独附汤。又如五苓、五物、三物、七气，皆以奇数名方，七枚五枚等，各有意义。然奇方总是药味少，而锐利者也。

六、偶方

偶方者，系对单而言者也。单行力孤，不如多品力大。譬如仲景用桂枝麻黄，则发表之加大，若单用一味，则力弱矣。又如桂枝汤，单用桂枝，而必用生姜以助之，是仍存偶之意也。肾气丸桂附同用，大建中椒姜同用，大承气硝黄同用，皆是此意。

注： 我国偶方之法，在十年以前，西医界颇反对之，谓聚十数味同性之草根木皮，形同滑稽，近年则反是。盖最近西洋始发明药物有协力性，谓数种同性之药物共用之，则其效力极大，所谓和剂者是也。准是以谈，则中医先哲立法之完美，得此西说以证明之，益觉其信而有征。

七、复方

复方者，重复之义。两证并见，则两方合用；数证相杂，则化合数方而为一方也。如桂枝二越婢一汤，是两方相合。五积散，是数方相合。又有本方之外，别加药品，如调胃承气汤，加连翘、薄荷、黄芩、栀子为凉膈散；再加麻黄、防风、白术、枳壳、厚朴，为通圣散。因病之繁重者，药亦繁重也。

注： 岐伯云：“奇之不去则偶之，是复方乃大剂，期

岐黄之术自有传承

于去病矣"。又云："偶之不去，则反佐以取之"。所谓寒热温凉，反从其病也。夫微小寒热，折之可也；若大寒热，则必能与异气相格，是以反佐以同其气，复令寒热参合，使其始同终异，是以七方之外，又有反佐之法云。

第二节　十　剂

十剂者，系出于北周徐之才，谓此十种，是药之十律，详之则靡遗失，惟十剂内缺寒热两端，后人又加寒热二剂，是成十二剂。论者，谓但熟此七方十剂之法，便可以通治百病矣。

一、补剂

补剂者，可以扶弱也。先天不足，宜补肾，六味丸、肾气丸、二仙胶之类是也。后天不足，宜补脾胃，四君子汤、归脾汤、补中汤之类是也。气虚者，宜补肺，人参是也。血弱者，宜补血，当归是也。神弱者，宜补心，枣仁是也。再审阴阳轻重治之，则妙于治矣。

二、重剂

重剂者，可镇怯也，怯则气浮，重以镇之。有四等，惊气乱，宜琥珀至宝丹之类。恐气下，宜二加龙骨汤、磁珠丸之类。怒气逆，宜生铁落饮、芦荟丸、滚痰丸之类。虚气浮，宜安神丸之类。其余代赭石汤，风引汤之类。皆可类推。

三、轻剂

轻剂者，可以去实者也。风寒之邪，中于人身；痈疮疥痤，发于肢体；宜轻而扬之，使从外解。仲景用麻桂，今人用人参败毒散、香苏饮、香薷、白芷、薄荷、荆芥之类。又小柴胡汤，为和散之总方，加减用之，可以和营卫，而去诸邪。当类推焉。

四、宣剂

宣剂者，可以去壅者也。牙噤喉塞，实痰在胸，水火交结，气逆壅满，法宜宣达，或嚏或吐，或令布散，皆谓之宣。取嚏如通关散，取吐如胆矾，至薄荷、甘草。令其取散，如越鞠丸、逍遥散之类；又如四逆散、九气丸，皆是散意。

五、通剂

通剂者，可行滞者也。火气郁滞，宜用通剂，利其小便。滞于气分者，用木通、滑石、六一散之类。滞于血分者，用防己导赤饮、五淋散之类。凡味淡者，皆利小便，得金水之性也。凡药白皮通茎，皆利小便。

六、泄剂

泄者，可以去闭者也。邪盛则闭塞，必以泄剂。从大便夺之，备急丸泻寒实，承气汤泻热实。葶苈泻肺汤，是泻其气；桃仁承气汤，是泄其血；十枣汤泄水；秘方化滞丸攻积。由此求之，凡欲破利者，皆泄之类。

七、滑剂

滑剂者，可以去著者也。著者谓其留而不去，痰粘喉、溺浊淋、大肠痢等症皆是，宜滑泽以涤之。瓜霜、冬葵子散、榆皮饮、痢症诸方之类是也。

八、涩剂

涩剂者，可以固脱者也。脱如开肠洞泻、溺遗精滑、大汗亡阳之类，宜用涩剂以收敛之。理中汤、桃花汤止利；参芪术附汤止汗；六黄汤止盗汗；固精丸、天雄散止滑精；术附汤止小便；大约牡蛎、龙骨、海螵蛸，其质收涩；五味诃子其味收涩；莲房、棕灰、麻黄根，其性收涩。随加寒热气血诸品，乃为得宜。

九、湿剂

湿剂者，可以润燥者也，燥者枯也。风热怫郁，则血液枯竭，而为燥病。上燥则渴，或为肺痿，宜人参白虎加花粉、或琼玉膏、救肺汤。下燥则结，麻仁丸、苁蓉丸。肠燥则膈食，宜当归芝麻丸。筋燥则缩挛，宜阿胶竹茹汤。总之养血则当归地黄，生津则麦冬花粉，益精则枸杞菟丝，在用者广求之。

十、燥剂

燥剂者，可以去湿者也。外感之湿，宜神术汤汗之；湿泛为痰，宜二陈汤降之；湿停不溺，宜五苓散利之；胃湿宜平胃散，脾湿宜肾著汤，皆治寒湿也。又有湿热之证，反忌燥药，当以苦坚清利治之，知母防己汤、黄柏散相宜。

十一、寒剂

寒剂者，用以胜热者也。盖寒与热，均为证治之大端。热症如伤寒、温疟、虚痨，何一不有，当以寒药治之，其间进退出入，在人审矣。甘寒之剂，白虎汤、甘露饮之类；苦寒之剂，金花汤、龙胆泻肝汤之类。大抵肺胃肌热，宜银花、连翘、石膏之类；心腹热，宜黄芩、黄连。肝肾热，宜黄柏、知母、龙胆草之类。

十二、热剂

热剂者，可以制寒者也。寒为阴气，积阳生热，能制寒症，辛温之品是矣。附子汤、附子细辛汤，治太阳少阴之寒；四逆汤、理中汤，治脾肾之寒；吴萸汤、乌梅丸治肝寒；青龙汤治肺寒；薤白汤治心胸之寒；回阳救急汤，统治里寒；桂枝汤统治表寒之类。

注：以上七方十剂，实为治法之大要。查《内经》所载，只有奇偶两方。至仲景之方，七法大备，虽其时

无十剂之说，而十剂之法，亦寓其中。自北周徐之才作十剂，后人又添寒热二者，按症处方，可谓精细。考近世西医，药质分类法，亦分药物为解热剂、变质剂、杀菌剂、驱虫剂、发汗剂、祛痰剂、利尿剂、催吐剂、通下剂、麻醉剂、兴奋剂、强壮剂、清凉剂、刺戟剂、收敛剂、缓和剂等十六类，故颇与十剂之法相仿。惟吾国七方之精义，较之西医专用单方者，实高一筹。但西洋近来发明注射疗法，分皮下注射、筋肉注射、静脉注射三种，用以救急症之时，以补内服药之不及，较之中医专恃内服剂者，实为敏捷。诚所谓中西医学，各有专长，未可偏废也。此外，吾国治法中，尚有专治慢性病之按摩术，应用于救急之针灸术，及其他种种外治法等。以近于专门，姑不具述。

    陈按：《病理学》上卷全文曾分别发表在《南京市国医公会杂志》第七、八、九期上，原文与讲义稍有个别字不同，现以讲义为准，如讲义个别字有误又按原刊文改回，故特别说明。

中卷 病因论

　　所谓病因者，发生疾病之原因也（疾病因何故而发生，其病之由来，是谓病因也）。

　　病因者，防害吾人正规健康之劲敌也。夫病疾莫不有原因，但原因未必皆足致疾病，以人之体质之分。故近世西人病原论，所以有素因与诱因之辨也。按素因即罹疾之体质，有先天、后天、通性之三区别。先天素因者，禀受于未生之先；后天素因者，感受于已生之后；通性素因者，则关系先天兼后天者也；诱因者，乃由之引该病之原因也。

　　甲　古之学说

第一章　病因总说

引经一

　　《内经·灵枢百病始生篇》曰："风雨寒热，不得虚，邪不能独伤人。卒然逢疾风暴雨，而不病者，盖无虚，故邪不能独伤人。此必因虚邪之风，与其身形，两虚相得，乃客其形，两实相逢，众人肉坚。其中于虚邪也，因其天时，与其身形，参以虚实，大病乃成"。

笔记：身体虚弱，风寒雨暑乘隙而入；若身健者，则诸邪不入。故《经》云："风雨寒热，不得虚邪不能独伤人"。不是其时，而有其气者，谓之虚邪；风寒合时者，谓之实；虚对虚而患病，实对实故无病。

眉批：不是其时而有其气者，谓之虚邪。风寒合时者，谓之实。虚对虚而患病，实对实故无病。

引经二

《内经·素问调经论》曰："夫邪之生也，或生于阴，或生于阳，其生于阳者，得之风雨寒暑；其生于阴者，得之饮食居处，阴阳喜怒"。

笔记：所谓风雨暑湿者，外因之关系也；饮食居处，阴阳喜怒者，乃内因之关系也。查前百病始生篇一节，乃阐明素因与诱因，有相互之关系，其结果则发生疾病。否则虽有诱因，而无素因者，亦不发生疾病。至本节则专于说明疾病之发生，或由内因，或由外因，盖前者乃综合言之，此则分析而言也。

由是观之，凡能引起障害吾人之健康者，则谓之病因；而病因之种类，在吾国医理上，虽至为繁多，然大别之可分为内伤与外感两种，换言之即内因与外因也。

第二章　内因说

考近世西人说："凡白人体内所发生疾病之原因：一、人种。二、男女。三、年龄。四、体质。五、遗传之分"。

笔记

何谓内因，以人身体内虚弱而受病也（注人种：人类不同，其风俗习惯互有差异，而其所主之疾病，亦各有异，如欧洲人易罹痛风，亚洲人易罹脚气，犹太人易罹痴癫是矣。男女构造既有差异，其所生之疾病亦异，如吾国男子多患痔，女子多患血。年龄渐长，其发育亦有岁差同异，故病亦有幼少壮老四期：一幼易得伤食、麻疹、天花、咳嗽、惊风；二少易罹肺痨花柳；三壮易罹传染神经系；四老易罹中风、气喘等症及生赘疣。体质有强者，易得传染病及充血；虚弱者，易得病消化不良及结核症。有特种如食鱼介则身发疡，喜吃香味者头痛晕，皆异于常人也。遗传如祖遗之肺痨、梅毒、痴癫、麻风等）。

引证

徐洄溪曰："天下有同此一病，而治此则效，治彼则不效，且不惟无效，而反有大害者，何也？则以病同而人异也。夫七情六淫之感不殊，而受感之人各殊，或气体有强弱，性质有阴阳，生长有南北，性情有刚柔，筋骨有坚脆，肢体有劳逸，年龄有老少，奉养有高粱黎藿之殊，心境有忧劳和乐之别，更加天时有寒暖之不同，受病有深浅之各异，一概施治，则病情虽中，而于人之气体迥乎相反，则利害亦相反矣"。

笔记：兹特收徐氏病同人异论亦特录下，以示中西医理殊多暗合也，即后之徐回溪曰之引证是也云……故医者必细审人之不同，而定缓急大小先后之法。

陈按：郭受天先生此段引证徐洄溪言与蒲辅周先生："中医治病有一个秘诀，就是一人一方"的名言如出一辙。如他说："辨证论治的真谛是什么？是一人一方"。"善治病者，一人一方，千人千方。如一锁一钥，千锁千钥，务期药证相符，丝丝入扣。如见便秘即通之下之，遇遗精则涩之固之，见热退热，见血止血，执通套之方以治活人者，又岂能应临床无穷之变乎"？此语道出了中医治病的真谛，因人制宜或者说灵活性原则。其实，蒲老的"一人一方"论，实脱胎于清医家徐灵胎的"病同人异论"（《医学源流论》）。又西医治病，有一病一次治之，有二病三病则二次三次治之，四病五病则四次五次治之。中医一人一方不问若干病一次治之。此即科学医泥于规矩，哲学医通于神明。中医立方玄妙，往往寒热并用，攻补兼施，表里双治，不似科学医之方药简单无侣。科学长于分析，严于系统，终至各不相涉。哲学长于包涵，万物一理，不难联贯会合。其治学之路径不同，故治病方式各异。

第三章　外因说

西人之所谓素因者，与吾国之内伤外感及三因等说，分类稍易，大抵吾人身体受外物所袭入之原因，约可分为风土，衣食住，职业，理化学作用及微生物等别。至吾国之病因论，其于此理差堪近似者，惟徐氏之病同因别论耳。

一、风土之差异，于疾病大有关系，如冬多感冒，夏多吐泻，热带多肠胃病，寒地多气管血病，阴湿多疟脚气风湿，饮水不洁多霍乱、痢疾、伤寒，空气不良多发眩晕头痛、恶心、呕吐。

二、衣食住，如衣之厚薄不洁及干燥，多得感冒受寒及各种传染病。饮食不洁及失节，易得肠胃病、传染病及瘦弱。房屋黑暗污秽，易得鼠疫、霍乱、风湿。

三、职业，如莘之学子解究国科学者，究之诸公之尽心国事者，常得神经虚弱、肾虚。矿工等终日营之于石粉、煤屑之空气中者，易得肺痨。

四、理化学作用，吾人写字于微灯之下则身体易遇光微弱为近视眼，若遇剧灯下则目伤头晕。如遇火烫伤，遇冰则冻疮，遇电则震死，此理化学之作用及饮食药物之中毒者，微则晕眩吐泻，重则死。

五、微生物者乃微小下等生物或称细菌，入体则专吸人蛋白质，或减人血液中血球，或诸微生物聚阻塞微血管，皆曰病菌。有因接触病人而传染，有因由病人痰唾中吸入者，米菜之粪肥后洗于河水，食饮之则染患也。

以上为西人外因说三大因略至吾国之病因论其于此，理差堪近似者惟徐氏病同因别论兹于下段引证。

引证

徐洄溪曰："凡人之所苦谓之病，所以致此病者，谓之因。如同一身热也，有风有寒，有痰有食，有阴虚火升，有郁怒忧思，劳怯虫疰，此谓之因。知其因，则不得专以寒凉治热病矣。盖热同，而所以治热者不同，则药亦迥异。凡病之因不同，而治法各别者，则一病而治法多端矣。而病又非止一症，必有兼症焉，如身热而腹痛，则腹痛又为一症。而腹痛之因又各不同，有与身热相合者，有与身热各别者，如感寒而身热，其腹亦因寒而痛，此相合者也；如身热为寒，其腹痛又为伤食，则各别者也。又必审其食为何食，则以何药消之。其立方之法，必切中二者之病源，而后定方，则一药而两病俱安矣。若不问其本病之何因，及兼病之何因，而徒曰某病以某方治之。其偶中者，则投之或愈，再以治他人，则不但不愈，而反增病。必自疑曰：何以治彼效，而治此不效，并兹此之何以愈，亦不知之。则幸中者甚少，而误治者甚多，终身治病，而终身不悟，历症愈多，而愈惑矣"。

陈按：西医病原分内因、外因二类。内因曰素因，即易罹病之体质，不外对外因之抵抗力，随病之种类而异，病于生前永久者，曰先天素因。受于生后一时者，曰后天素因。不问先天后天，素因存于一器者，曰局所素因。存于全身者，曰全身素因。素因强者，曰虚弱。易感外因者，曰特异质。不感外因者，曰免病质。

第四章　内伤外感说

引证

徐洄溪曰："七情所病，谓之内伤；六淫所侵，谓之外感。自《内经》、《难经》以及唐宋诸书，无不尽之深切着明矣。二者之病，有病形同而病因异者，亦有病因同而病形异者；又有全乎外感，全乎内伤者；更有内伤兼外感，外感兼内伤者。则因与病又互相出入，参错杂乱，治法迥殊。盖内伤由于神思，外感起于经络，轻重浅深，先后缓急，或分或合，一或有误，为害非轻。能熟于《内经》、《难经》及仲景诸书，细心体认，则虽其病万殊，其中条理井然，毫无疑似，出入变化，无有不效。否则彷徨疑虑，杂药乱投，全无法纪，屡试不验，更无把握。不咎己之审病不明，反咎药之治病不愈，应如此死者，医杀之"。兹更分述之。

岐黄之术自有传承

第一节　内　伤

古人以内伤多起于七情，故凡内伤，皆以七情包括称谓也。内伤亦有别因，所谓别因者，六欲、五劳、七伤、其他不胜其名。

子　七情

（一）喜之病理

喜之来也，如草木之逢春，本不为病，假有特殊之希望，或得之意，一旦遂其心，因而生惊，惊喜交集，遂大声发笑，如癫狂，于是心伤矣。

（二）怒之病理

怒为刚暴之气，当其怒时，能尽量发泄而出，若怀怒于中，怒气未消，勉强进食，则不免于病矣。因怒时牵动胃气，纳食不消，故积聚而生病。或云怒伤肝，肝气上则反胃。又有根于素禀肝火旺盛，因火性上炎，气从上逆，遇事易怒，怒均失当，此不发于情，而根于肝者也；根于情者怒犹有理，根于肝者怒多无理，其结果皆能致病，而在治疗上则平肝较易，移易情志为难。①

（三）忧思之病理

忧思有连环性。《内经云》："忧则气沉，思则气

————————

　　① 脾气乖僻者或怒或哭即所谓"脏燥"，一名"心风"，今之西人辞曰"歇斯底里"先天之病怒也。

结"。以致呼吸微，食量少，当其深沉之际，直举视觉听觉，一时俱失。

注：人怀不可必得之情欲，于是忧不可得，而求其以必得，于因忧生思，怀有求必得之希望，本属思转一念，又以为不可得，于是因思以成忧，转辗循环，纠结不解，是所以忧思分不也。

（四）惊恐之病理

惊恐二字，从外观察之，实无异耳。就其内容，细审之，为大同小异，然惊者实然也，恐者未来之惊也；惊生于突然之间，而恐则早有料定也。《内经》云："惊则气乱，恐则气下"。气者（中枢神经）惊则由外界暴来刺激，恐则由意志不定之畏惧。如斯惊恐所以致人于病，轻则耳聋等，重则痴癫之类，又有因之而生消化器病者亦甚多。

（五）悲之病理

悲则气消，缓而轻，则食欲减少，渐见精神委靡，形体消瘦；急而重，则恒至于自杀，此生理悲观之结果也。又有遇事悲观，甚而向隅一室，再或发生错觉（脏燥），此病理悲观之结果也。

陈按：中医有一套独特的病理观，七情皆属精神之变动，变动之极，乃生内伤；又属无形之病原，是无法用解剖与仪器测量的，却可以从形气阴阳上推测七情的属性。

岐黄之术自有传承

丑　六欲

六欲为六根所生之欲，即佛书以眼耳鼻舌身意为六根是也。六欲之为病，虽属于内因，而其原始亦与外因有关，例始目之于色，耳之于声，舌之于味，鼻之于香臭，为其嗜好太过，实能成病。余若身体之感觉，神志之妄想，因以诱起疾病甚多，今之所谓思想狂者近是。

寅　五劳

古云："曲运神机，为心之劳；尽力谋虑，为肝之劳；意外过思，为脾之劳；预事而忧，为肺之劳；矜持志节，为肾之劳。心劳血损，肝劳神损，脾劳食损，肺劳气损，肾劳精损"。此古说之大概也。

陈按：凡形体受病能感精神，精神受病亦能影响于形体。形体为精神寄托之所，显精神为形体表现之象，可合不可分也。

卯　七伤

一忧愁思虑则伤心。二大怒气逆则伤肝。三饮食过饱则伤脾。四形寒饮冷则伤肺。五久坐湿地强力入房则伤肾。六风雨寒暑则伤形。七恐惧不节则伤志。

又一曰阴汗。二曰精寒。三曰精滑。四曰精少。五囊下湿痒。六曰小便涩数。七曰夜梦阴人。

第二节 外 感

吾国医理，以身体外之种种物质，为触发疾病之原因者，归重于风寒暑湿燥火，名之曰："外感"。此六者，本属天地之正气，因其能淫佚病人，故又名六淫。亦以其为六气之失其正规现象，故又称邪气。兹以错致病之理分别详之。

（一）风能致病之理

风多伤于春，春日人皮肤疏张故也。风即今谓之空气，风易致病，故经云："风为百病之长"。

（二）寒能致病之理

寒不但在冬天可受，即夏夜纳亦可受寒。面乃五脏之精华，故不受寒，手足亦然。所畏寒者，胸腹，假衣薄则受寒此外感也；调节不及，外御不固也。快乐者常饮冰霜，或身弱体温不固，此则内寒也。

（三）暑能致病之理

暑在夏季，应时也。何得之病，天暑有阴阳，阳者多劳，天受烈日所炕；阴暑者，多无事者，纳凉于阴处得病，名阴暑类似伤寒。

（四）湿能致病之理

湿者，水之蒸气也。如人汗出湿衣，后复由衣吸入，此夏日最易受湿也。或人居于低下，多得湿。故北多瘴气病，南方多湿气病。

（五）燥能致病之理

夏多湿而秋多燥，夏热而湿蒸，秋凉气凝，而成燥。秋分前为夏湿，秋分前过冬至为秋燥。燥病症，发热咳嗽目红。总言之夏热而未发，和凉欲缩而未缩，此即致燥也。

（六）火能致病之理

火者，四季皆有，非其时而有其气者火也。人身外界之火，以太阳为最烈。

附社氏（亚泉）内外六淫新解

（一）热：神经兴奋，动脉血流行速急时，叫做热，或叫做内热。全体微血管起充血现象时，叫做发热，或叫做表热。局部充血叫做火，象胃火肝火，都是局部充血的意思。君火相火，就是生理的局部充血。

（二）寒：神经沉滞，动脉血流行缓慢时，叫做寒。象胃寒脾寒、子宫寒，都是局部贫血的意思。

（三）湿：神经沉滞，静脉血流行缓慢时，叫做湿。全体起郁血现象，或局部郁血时，都叫做湿。象皮湿，脾湿等，都是局部郁血的意思。

（四）燥：燥是热的继续发生的现象，因为内热或表热，以致血液中的浆液分泌过度，水分蒸发太多，血液渐渐减少时，就叫做燥。所以燥是充血中并有贫血的意义。

（五）风：风是气的变态，神经奋兴过度，起强度的充血，致发生痉挛现象时，或神经沉滞过甚，起强度的郁血，发生麻痹现象时，都叫做风。但神经作用，往往奋兴过甚，就变沉滞，沉滞过甚，又起奋兴，所以血滞麻痹，当相间而作，象肠风、惊风、中风等，都是兼有痉挛和麻痹的现象，就是充血中兼有郁血的意义。

陈按：郭受天先生引"社氏（亚泉）内外六淫新解"原文较长，郭师只引以上六淫原文供学员参考。据王慎轩老中医介绍，杜亚泉先生乃商务印书馆编辑新教科书之科学家也，以科学家之眼光，研究中医，阐明六淫，且能以中医之旧说，与西医之新说会通，说得精确逾恒，真不愧为博士矣。

第五章　三因说

三因者，伤于六淫为外因，伤七情为内因，两者先后互伤者不内外因，或金刃跌伤、虫蛇所咬此为三因也。在仲景时盛行三因之说。

引经

《金匮脏腑经络先后病脉证》曰："夫人禀五常，因风气而生长，风气虽能生万物，亦能害万物，如水能浮舟，亦能覆舟。若五脏元真通畅，人即安和，客气①邪

---

① 客气谓当治而不治。

岐黄之术自有传承

风，中人多死，千般疢难，不越三条：一者，经络受邪，入脏腑，为内所因也；二者，四肢九窍，血脉相传，壅塞不通，为外皮肤所中也；三者，房室、金刃、虫兽所伤。以此详之，病由都尽。若人能养慎，不令邪风干忤经络；适中经络，未流传腑脏，即医治之。四肢才觉重滞，即导引、吐纳、针灸、膏摩，勿令九窍闭塞；更能无犯王法①禽兽灾伤，房室勿令竭乏，服食节其冷热苦酸辛甘，不遗形体有衰，病则无由入其腠理。腠者，是三焦通会元真之处，理者，是皮肤脏腑之文理也"。

第六章　伏气正邪②杂气说

伏气之短期者，为潜伏期。其潜伏期为疯犬咬伤③，必两月始发现。时浅者霍乱，潜伏期一二日。伏气者，无期潜伏期，有一定之期间，此古今大同小异。

引经

《伤寒论》师曰："伏气之病，以意候之，今月之内，欲有伏气，假令旧有伏气，当须脉之，若脉微弱者，当喉中痛似伤，非喉痹也。病人云：实咽中痛，虽

---

① 王者，四时气宜之王也，如旺。
② 邪气潜伏身内久而发病即伏于身内之病气也。
③ 疯犬咬伤亦名恐水病。

尔，今复欲下利"。

伏气病者无其气而有其病，反之则为正邪。

引《内经》之四时伏气病

冬伤于寒，春必病温。

笔记：冬伤于寒，冬寒非气候之寒，乃寒藏脏，此根据冬藏之寒，人身抵抗力少，故春温后有不慎身体，或劳工者汗出寒入，则寒藏之脏。亦有云冬伤于寒，即寒冷之气。冬日不固精守秘，春必病温，故寒事充指寒水之脏也。

春伤于风，夏生飧泄。

笔记：伤风是平常之小病，犹春之伤风者多。然古人云："伤风不治便成痨"。此足见春之伤风易病飧泄，常见人唇发红肿疮，名葡行疹。斯即伤风之兆，伤风之外症也。

因为夏天腹内精气皆外御，春之伏风乘腹空，故易得肠胃病。又谓春风属木，肠胃属土，木克土也。

夏伤于暑，秋必痎疟。

笔记：夏之伤于阳暑、阴暑，或已愈或未愈，至秋多痎疟，犹为阴湿之处，此伏气也，此疟难治于新感。

按：痎音阶。

秋伤于湿，冬生咳嗽。

笔记：清喻嘉言认为，秋伤于燥，冬生咳嗽，《内经》之湿误也，两者皆有所理论。秋伤于湿，人已受湿所损，入冬稍受风寒则生咳嗽。

眉批：立秋至处暑为湿，霜降至寒露为燥，此中立调和派也。

又所谓正邪者，即四时不正之邪气也。如天彭唐氏所举《内经》四时善病之例，不过明脏腑气应，与天时并行之义耳。兹述如下：

春善病鼽衄

笔记：鼽气分，衄血分，医之名词曰：木火侮肺，鼻之呼吸属肺。鼽轻衄重，春时阳气发泄，忽一转凉，人感之每生寒邪，此鼽病之源也。宜疏散，春阳上充络脉，刺激于鼻，故生衄宜清凉。

按：鼽鼻塞流涕，伤风也。

仲夏善病胸胁

笔记：胸属心君火，胁属三焦相火，五月火热当令，三火相触，故胸胁善病。

近代说胸胁属肝胃部也，人至夏时消化力甚微，后食生冷，故发逆满症是也，或谓消化器病。

长夏善病洞泻寒中

笔记：长夏湿土当令，湿甚则洞泻。因夏日胃气外抗，内无以温保脾阳（中宫无以温阳），故泻。少腹最易风寒，再或贪凉喜冷，故洞泻。

秋善病风疟

笔记：秋病风疟，为木火侮金，新感之疟，如此风感流传病易治。夫风者肝也，疟属少阳，腠理不固则风气侵入，风善行而数变，倘秋时淫雨连绵，人感此气，每易生风疟。

冬善病痹厥

笔记：痹者，周身骨节疼痛。厥者，四肢厥冷。肾中阳气不能充于周身骨节，故痹。肾中阳气不能充达于四末，故厥也。

眉批：尿酸性之关节炎，即痹心气虚，血液不充遍循环，带性之静脉管收缩，故厥冷。尿酸停于骨节故痛，因肾阳亏不能收尿酸性排泄于体外也。

一冬天之冬，人厥冷痹，老人犹甚，冬乃肾当令，故此等症皆肾之起因也。

除以上之伏气正邪外，又有所谓杂气者，即化气正邪二者之间，仍兼他邪之谓也。

第七章 运气说

夫运气者，即五运六气之说。五运者，木、火、土、金、水也。六气者，风、火、暑、湿、燥、寒也。天干取运，地支取气。天干有十，配合则有五运；地支有十二，对冲则为六气。天气始于甲，地气始于子，天地相合，则为甲子。故甲子者，干支之首也。天气终于癸，地气终于亥，天地相合，则为癸亥。故癸亥者，干支之末也。阴阳相隔，刚柔相须，是以甲子以后，乙丑继之；壬戌之后，癸亥继之。三十年为一纪，六十年为一周，太过不及，斯皆见者。然以天干兄弟有之，甲乙东方木也，丙丁南方火也，庚辛西方金也，壬癸北方水也，戊己中央土也。以夫妇配合之，甲与己合而化土，乙与庚合而化金，丙与辛合而化水，丁与壬合化木，戊与癸合而化火。故甲己之岁，土运统之，戊癸之岁，火运统之。

诗曰："甲己化土乙庚金，丁壬化木尽成林，丙辛化水滔滔去，戊癸南方火焰侵"。

又以地支循环之序言之，寅卯属春木，巳午属夏火，申酉属秋金，亥子属冬水，辰戌丑未属四季土。又有对冲之位言之，子对午为少阴君火，丑对未为太阴湿土，寅对申为少阳相火，卯酉相对为阳明燥金，辰戌相对为太阳寒水，巳与亥相对为厥阴风木。故子午之年，君火主之；丑未之年，湿土主之；寅申之年，相火主之；卯酉之年，燥金主之；辰戌之年，寒水主之；巳亥之年，风木主之。

诗曰："子午少阴君火暑，丑未太阴湿土雨，寅申少阳相火旺，卯酉阳明燥金生，辰戌太阳寒水是，巳亥厥阴风木本"。

　　然五运有主运，有客运。六气有主气，有客气。主运之气每岁而不移，客运客气，每岁而迭迁。然则客运有太过，有不及焉；太过之年，甲丙庚戊壬，属五阳干也；不及之年，谓乙丁己辛癸，属五阴干也；太过者，其至先；不及者，其至后；客气者，有正化焉，有对化焉；正化之岁，谓寅午未酉戌亥之年也；对化之岁，谓子丑卯辰巳之年也；正化者，命之实；对化者，命之虚；假令甲子年，甲为土运，统主一年，子为君火，专一岁，一期三百六十五日零二十五刻，正合乎三百六十五度四分度之一也，一期之中，五运之法，相火次于下，客运以气，而周流以下，主运者，木为初之运，火为第二运，土为第三运，金为第四运，水为第五运也。客运者，为甲己年，甲为土运，初之运为土也，土能生金，二之运即金也；金能生水，三之运即水也；水能生木，四之运即木也；木能生火，五之运即火也；火生土，挨次以加临于主运之上是也；每一运各主七十二日零五刻，太过之年，大寒前十三日交，名曰先天；不及之年，大寒后十三日交，名曰后天。平气之年，正大寒日交，名曰齐天。一岁之内，主气定守于六位，客气循行于四时。主气者，风为初之气，火为第二气，暑为第三气，湿为四之气，燥为五之气，寒为终之气。客气者，假令子午少阴君火司天，阳明燥金司地。太阴湿土，为天之左间；厥阴风木，为天之右间；所以西南而命其位也。一气在上，一气在下，二气在左，二气在右。经曰："天地者，万物之上下也；左右者，阴阳之道路也"。地之左间，为初之气；天之右间，为二之气；司天为三之气；天之左间，为四之气；地之右间，为五之气；司地为终之气。每一岁各六十日八十七刻平有奇，要论以在泉之上，挨次加临于主气之上是也；但客气先太阴而后少阳，与先少阳而后太阴不同。假如丙申年少阳相火司天，厥阴风木在泉，木生相火，相火生君火，初之客气即火也，火生土，客气即土也；土生相火，主之气，即少阳相火也；相火生金，四之气即金也；金生寒水，五之气，即水也；水生木，火之气即木也。余仿此。

按：我国运气病理之学说，虽盛行于宋代及金元之时期，然至明清以来，起而反对者，大有人在。如清代之张飞畴、徐灵胎等，皆其最著者，实不仅西学流传吾国后，始受人攻击者也。惟张氏之运气不足凭之之说，简要明了，兹录于下。

谚云："不谈五运六气，检遍方书无济"。所以稍涉医理者，动以司运为务，曷知天元纪等论，本非《素问》原文，王氏取阴阳大论，补入经中，后世以为古圣格言，孰敢非之，其实无关于医道也，况论中明言时有常位，而气无定法，然谆谆详论者，不过穷究其理而已，纵使胜复有常，而政分南北，四方有高下之殊，四序有非常之化，百步之内，晴雨不同，寒暖各异，岂可以一定之法，而测非常之变也，若执此以资人顾问则可，苟奉为治病之法，则执一不通矣。

第八章 五运主病说

（即将所有之病分为心、肝、脾、肺、肾，在五运则为金、木、水、火、土是也。）

诸风掉眩，皆属肝木。

笔记：风者动，掉眩者动，春日阳生为动。又春主风木，风木者属肝。掉属筋，肝主筋。眩属目，肝开窍于目，掉摇也。眩，昏乱也。诸风在脏属肝，在五运属木，木生风。如中风，惊风、伤风、疠风等是中风。惊风属内风，神经系病。伤风、疠风属外风，传染性病。掉眩皆主神经系，神经系属肝，故曰诸风掉眩皆属肝，在五运为木，是为肝木也。中风有真中、类中之殊，真中乃脑部血管破裂，类中脑部血管生渗作用，惊风为脑外衣发热（起变），不过炎是局部热，是全部治主肝木。

诸病痒疮，皆属心火。

笔记：夫痒为痛之根本，轻为痒，痒重为痛。凡眼耳喉鼻痛等，皆能有痒，痒属风木，木能生火，故属风火。盖痛者不通，通则不痛，痛为气血壅滞，即血液循环发生障碍。气即末稍神经在表主运动，末神经受血管压迫，发生障碍即生痒，痒为有风，血虚生热，热极则动风，风热动则生疮（古为疡科），痒为痛之前驱也，明矣。其原因皆由于血壅滞所致，血属心，在五行为火。故曰："诸痛痒疮，皆属心火"。

疼痛有虚实之殊，大抵颞颥头痛属虚，血液循环不能上运于脑，而脑之血管干枯，故痛。全头皆痛属实，血管膨胀压迫神经，血分凝结阻滞气分，故亦痛，治主心火。

诸湿肿满，皆属脾土。

笔记： 一切湿肿满，即四肢气肿，此外肿也。肠胃膨胀内满，如胃肠停水，即五脏亦有水肿，如脸小头大，此皆湿所致也。吾国医谓水停于人体之内而胀者，名满；水停体外胀者，名肿。《内经》云："脾主为胃行其津液也"。又脾属土，故诸湿肿满皆属脾土，因脾贵行津液，苟失其所司，则津液不行，故留于内外。

诸气膹郁，皆属肺金。

笔记： 气属肺，此气乃血气之气，常因人之适，致气膹郁，气在外则主皮，所以气病则发生瘿瘤疹及癞痣油风等；斯为膹郁者，内之气不舒，如肺气不宣，肝气不舒，统归咎于肺。

诸寒收引，皆属肾水。

笔记： 寒则肾阳不足，筋肉肢节无肾阳则寒；寒则收引而病，骨节不连，举趾缓慢，为引。二者皆寒所致，寒属水，水属肾。诸寒如伤寒，外为形寒，内如胃寒；人身受寒，则筋挛肢骨踞急等，为收。

第九章　六气病属说

子　风类

诸暴强直，皆属于风。

笔记：诸暴者，即云风卒然也。突然发病者，谓之暴。仆地而不起者，谓强直，四肢不活动也。属风者，因风善行速变也，分阳风、阴风、寒风之别。风善行，故中人则卒然。风木者肝，肝筋强，故强直。

丑　寒类

诸病水液，澄澈清冷，皆属于寒。

笔记：吾国以分量多者为水分，量少者为液，水为小便，液为痰也。澄澈乃小便澈底，澄清清冷，为痰液不浓而冷也。此从症分别，皆属寒也。

凡水液之证状，在中国所谓类证，即六类之寒类也。肾主水，肾属阴，如口之流涎即液；小便者，水也；若唾涎之清冷，小便清冷，淡而浓，温也；凡此皆属寒。

寅　热类

诸呕吐酸，暴注下迫，皆属于热。

笔记：有声无物谓之呕，有声有物谓吐酸。因肝上犯者，肝属木，木生火，故为热暴注下迫，因热而泻痢，如流水也；所谓热泄旁流是也，系内热盛而自下泻清热也。下迫为痢疾，欲下不得下，所谓里急后重是也。

诸呕吐酸为胃病，暴注下迫为肠病。

外感之呕吐酸，皆因火逆，酸属肝火，木能生火也，肝木克土。

大肠与肺相表里属金，金木不和，肝火下注，木火刑金。

热泄旁流者，发热之极点而后洞泄，热力下行，由旁边流出，乃不应下流而下流，治当照热利自止也。

诸转反戾，水液浑浊，皆属于热。

笔记：转者，左右扭转也。反者，角弓反张也。近世所谓流行性脑脊髓膜炎，戾弯曲不直也，左右扭转也，即项强也。角弓反张即腹部上凸，脊背弯曲向足颠起，弯曲不直，即曲伸不利，此种种症状，皆为热所致也。水液浑浊者，水为小便，液为痰也，即小便与痰浑浊也。小便浑浊，因热而短，杂质则水滞寒，水分不多，故浑浊。痰浑浊者，因水分少而为热，所蒸散也。如尿清为寒疾，清为寒也，故反之则为热也。

诸病有声，按之如鼓，皆属于热。

笔记：腹胀如鼓，有声乃肠胃发炎，此泻而有声者，外感之症，其响声可自觉也。内伤之症，如伤寒；然亦有响声，第非自觉，乃他觉耳；以手按之右腹窝胀处，检查之始有响声，此外饥火中烧，腹亦响声。

按之如鼓皮，似内空无物，皆属于极热者。因此病症原于腹内有热现，所谓腹内发炎。

诸胀腹大，皆属于热。

笔记：肝属气，腹大肠胀也，食积不消，而胀大，属于脾土，乃肝木克土。肝不疏泄，脾不运化，因是胀满腹大，肝属木，木生火，故曰属热，热乃火之微者。

卯 湿类

诸痉项强，皆属于湿。

笔记：痉者，即今所谓脑脊髓膜炎。项强本皆是风致，今之痉项强属湿，风者性急，湿者慢性。湿后有寒热之分，寒湿则筋凝结，热湿则筋脉弛张。凝则拘挛，故屈伸不利；弛则拘急强直。

辰 燥类

诸涩枯涸，乾劲皴揭，皆属于燥。

笔记：干燥为涩，如失眠目涩；不荣为枯，病态憔悴也。无水为涸，皮肤不润泽，失其养；干劲，不柔利也；皴揭，皮肤起裂也；等因皆无滋润所致，故属燥。

巳 火类

诸热瞀瘛，皆属于火。

笔记：瞀瘛原属肝，甚则属火，木能生火也。瞀者，热高神昏乱，眼目昏花。瘛为筋不直，而搐，属火之原因，为火性上炎。故致瞀瘛，此即为肝火上犯，原为肝开窍于目，又主筋也。

诸禁鼓慄，如丧神守，皆属于火。

笔记：禁本为寒症之现象，然寒为热之先导，此症最显著者，如外感惊风，禁而伤；中风症口禁数慄，即为战慄也，如寒慄疟慄，然此为寒症，而以热言之何也？非真寒也，乃热极似寒，经谓热深厥亦深是也。

热甚火气熏著，而成精神昏乱似丧失，神明之守也。有不热而如丧失神守者，因刺激过深，乃成脏燥，吾国谓百合病，西谓息斯的星是也。

诸逆冲上，皆属于火。

笔记：逆者不顺行也，如胃呕酸，肺部有痰，皆为逆充上，为气逆行向上也；气本应下降今逆行，故谓之上充，属火也。为肝气上犯，肝属生火故也。

诸躁狂越，皆属于火。

笔记：躁，烦躁，不安也。狂为喜怒不常，越为气上升；现谓神经发炎，亦所谓肝火上犯，故谓属火。

诸病胕肿，疼酸惊骇，皆属于火。

笔记：胕通胕肿，足肿也。足为四肢之末属肝经，其肿之因于火热者，以肝木生火也。疼痛者，因血无气导行，为热而壅滞，亦为肝热，肝属气，肝病则不能导血行，酸为脾胃不健，亦先由肝火甚而克土。惊骇者，现谓神经过敏也，由于心火旺盛之故。

病因结论

笔记：吾国最古病因之分类为内伤外感，发原于《内经》。换言之即内因、外因也，内伤以七情为纲，外感以六淫为纲。余病能致成内伤外感者亦复不少，然皆附于两说之中。

后发明三因之说，源于《金匮》。宋时陈无择阐而明之，古今虽异而实则同，各以学派而言之。伏气正邪杂气说，为专言外感者，为另一学派耳。

亦为外感之类，运气说。乃以五运六气，分论百病之原因也，盛行于宋代及金元之时。

所谓内因、外因、内伤、外感一类，三因一类，运气学一类者，皆统于各病之原因也，一切之病症，皆不出乎此类耳。

乙 今之学说

第一章 内 因

子 个人之素因

各人对于外界之刺激，其反应各不相同。譬如酒客能饮大量之酒而不醉，不饮酒者，偶臭酒味即神识昏茫；有人在非常寒冷之空气中，亦不生疾病；有人因天气微寒，即罹感冒。他若流行传染时，有被感染者，有不感染者；不仅如是，即一家内发生传染病，亦有不被传染者。总之各人对于同一异常刺激之抵抗能力，有强弱之分，对于同一病毒感染有难易之别。抵抗力弱者谓之有素因，易于感染者谓之有感受性，不被感染者谓之有免疫质。免疫质可大别为先天性及后天性二种。

一、先天性免疫质

有生以来对于一定之传染病原，具有不感受性之谓，如人体不感染牛疫之类是也。

二、后天性免疫质

有自然及人工之别。自然性后天性免疫质云者，偶染一种传染病，治愈后一时或长时期以内不再感染是也。人工性后天性免疫质者，即用人工赋予人体以免疫力之谓，如种痘是也。人工免疫分自动及被动二种。

自动免疫者，即将毒性减弱之病毒，移植于人体，使人体内对于此种病毒，得到一种特殊之预防物质，因此免疫之谓，如施行狂犬病预防注射是也。

被动免疫云者，以自动免疫所得之动物免疫血清，注入人体内，而赋予免疫力之谓，如白喉患者之行血清疗法是也。

　　个人对于一定之食品或药物，往往有特异性。食品中如蟹虾，往往有人食后而生荨麻疹，药中如水银及碘剂，往往有用极少量而生重症者，此即特异性。特异性不仅个人有之，各脏器组织亦有之。脏器对于一定之疾病有易感者，有不易感者，如磷中毒時，则心肝肾发生脂肪变性；热性传染病时，脾脏易生实质炎，癌肿好发于胃（癌在胃上则反胃，在胃下则虽食而吐）、乳房及子宫，此种皆脏器之特异性。素因①内又有所谓遗传性疾病，如精神病②及癫痫等，大概发生于有遗传性素因之子女；又有仅遗传于男性者，如血友病，女子无之；此外近眼、色盲、全身肥胖、聋哑等，均可遗传。此种遗传性疾患，大多数不过遗传素因，使子孙易生同种疾病，并非病毒可直接遗传也；他若梅毒，则非仅遗传素因，而实在遗传疾病者也。

　　凡胎儿未至外界以前，与父母生同样疾病者，谓之遗传性疾病，是病或发生于精虫及卵细胞接合时，或接合时无所疾病，而在妊娠期内，病毒由母体传至胎儿。至于素因之遗传，理由不明，血友病之遗传于男性，理由更不明瞭。

_____

① 素因：易罹疾病之体质也，即内因也。
② 精神病：神经病乃实质变化，可别而视之。精神病乃官能之变化，非实质也。此精神病与神经病之别。

岐黄之术自有传承

丑 一般素因

一、体格及体质

体格专就分外观而言，分二种。一种体躯伟大，肌骨强壮；一种体躯矮小，肌骨柔软。前者多为男子，后者多为女子。兹特载印东氏壮年男子体格表如下：

年龄二十一岁至二十五岁	身长	体重	胸廓周围	胸廓前后径	胸廓横径	腹围
男二二三一人平均数	一五八、九九糎①	五二三四七、八二克	八三、三七糎	一八、二四糎	二五、一二糎	七零、一四糎
女三六零人平均数	一四六、六四糎	四六二三一、七二克	八零、四二糎	一七、七八糎	二三、七零糎	六八、五五糎

观上表知体格因男女而异，此种差异，虽大半属于天赋，而后天之生活状态、习惯，以及体育之注重与否，亦大有关系。盖体格及外观上之表示，至于体质，不仅体表之形貌，即身体各部之构造发育等，非同时观察后，不能加以断定，健康体质，身体之各部发育平均，皮肤紧张滑泽，有弹力性，眼睑结膜及口唇黏膜，带有适度之血色，颈不长亦不短，锁骨上窝

---

① 糎 li：糎者，法国度量衡也。又糎为厘米或记为 cm，我国标准制称公分。

无陷凹，胸围与年龄相当，胸廓上下径不过长，前后径厚而不扁，筋骨不隆起，下腹部有稍许之膨隆，手指足趾不冷厥，脉搏为实质，有弹性。如上体质为良性体质，即健康体质。反之有过或不及时，则为不良体质。故体格虽不强壮，而体质佳良者有之；体格强壮，而体质不良者有之。体格与体质并强者，始得谓之健体，兹举数种体质如下：躯干充分发育，颈细长，锁骨上窝陷凹，胸廓扁平，四肢细长，末端冷厥，皮肤干燥弛缓，皮下脂肪及肌组织发育不完全，黏膜作苍白色，脉搏虚性，此种体质名痨瘵质；与痨瘵质全然相反者，则为卒中质，颈大而短，皮肤营养佳良，就中皮下脂肪组织过度发育，全身肥胖，躯干一般矮小，酒客多具此种体质，易发卒中而死；此外萎黄病及肺气肿之发生，亦与体质有关。患萎黄病之妇女，大抵大动脉发育不全，管径小而管壁菲薄，易延长，内膜有脂肪癥痕，肋间动脉开口部左右不对称。肺气肿患者大概胸骨肥厚，据上所述，可知体质不良者易发疾病，故不良之体质，即素因也。

二、两性

男女两性，因解剖上及生活上均有差异，因之发生之疾病亦种种不同。其中特异者，即生殖器之疾病。月经障害，分娩前后所生之疾病，乳房之疾病，皆女子所特有。而淋毒性之尿道狭窄，睾丸及副睾丸之疾病，则为男子所特有。此外为胆石症，胃溃疡及甲状腺肿等，多生于女子；糖尿病，脚气病，多生于男子。此皆男女素因不同之例也。

按：

1. 胃溃疡为肝胃气疼痛，而胃脏本体破溃结果而吐黑血。

2. 脚气有三：一湿性，二燥性，三冲性。冲性最甚，速时可死，脚不甚腫，充心脚气支症状作呕、心悸、微肿、难治。

3. 甲状腺肿因小运动静脉管粗大也。

三、年龄

年龄可分幼年期、少年期、壮年期、初老期及老年期五期。年龄不同，疾病亦不同，如肠胃黏膜炎（泄泻病）、气管黏膜炎（咳嗽）、白喉、痘疮（天花）、麻疹（痧子）、猩红热（疫痧），多生于幼年期。如肺病、生殖器疾病、风湿痛等，为少年期屡发之疾患。壮年期易生传染病、创伤疾患及精神病。初老期，易生脂肪过多症及全身肥胖症。老年期多易生癌肿、脑出血、动脉硬变症及萎缩肾等，均为与年龄有关之素因。

四、荣养状态

荣养良否，与身体抵抗力有莫大之关系。荣养不良者，易得疾病素因，例如鸠①对于脾脱疽菌，具不感受性，但在饥饿时，即能感染，且疾病发生后不易治愈，每因以致命。肺结核患者，倘荣养佳良，亦可全治。又如胃肠黏膜炎及感冒等，若在荣养佳良之少壮者，经过极短；若为荣养不良之老人，则易变慢性。总之荣养佳者，预后亦佳；荣养不良者，预后亦不良。生活上重要之代偿性肥大现象，惟于荣养佳良者见之。

寅　脏器间之相互关系

脏器与脏器之间，均有相互关系，故有一脏器发生变状，官能不全时，即影响于其他脏器组织，而生障碍，如卵巢黄体破坏，可使妊娠中绝，其例甚多，兹分述于下。

一、化学的关系

肾脏有排尿之官能，尿即体中新陈代谢产物之一，若肾有障害，不能排尿，则体内新陈代谢产生郁积，而生全身中毒症状，名尿毒症。胆汁亦为一种代谢产物，若肝有病变，不能制造胆汁，则生胆毒症。又身体内有分泌脏器，如胰腺（膵脏）、甲状腺、肾上腺（副肾）、脑垂体等之分泌物，能使有毒新陈代谢解毒。若分泌脏器，因病变而分泌物减少或消失，则毒物不能中和，全

---

① 鸠善御抗脾脱疽病菌，脾脱疽患处肉脱。

身起中毒症状，如肾上腺有结核或萎缩时，则生阿奇林氏病[1]。胰腺萎缩或有囊肿时，生糖尿病。甲状腺萎缩时，生黏液水肿。如上种种，皆因分泌脏器有障害，而生中毒症状之例也。

二、系统的关系

神经中枢若有疾患，则所属之末梢神经，即起官能障害[2]，而末梢神经分布区域内，脏器萎缩，如脑出血时，如出血病灶多在内囊，左方内囊出血，则起右半侧半身不遂。又如脑质病变，则在反对侧之手足麻痹[3]。脊髓全横断面有病变，则两足或两手麻痹。凡麻痹区域内之肌肉，均起萎缩或变性。又血管疾患，如动脉硬变症时，因全身动脉硬固，故各处脏器均有相当障碍，尤以肾脑为著。往往因此生萎缩，肾脑出血等。他若慢性消化器[4]疾病，如食管癌，慢性胃肠加答儿[5]时，因有全身营养障碍，故各脏器萎缩或变性。

三、器械的关系

1. 心肺肝血管等脏器之循环障碍，及调节机能，今就僧帽瓣及二尖瓣言之。若此二瓣狭窄时，左心房

---

① 阿奇林：铜皮病即呙膜肱内膜发生暗黄古铜色肌肉。（待考）
② 官能障害者神经之实质未生变化也，如神经虽病而形体未变也。
③ 反对侧者如脑质病变则左部分之手足麻痹。
④ 慢性消化器病者即不能多食，而不食又发饥饿。
⑤ 加答儿者，轻性炎症也。

血液不能全量达左心室，故血液在左心房郁积，左心房以调节机能，而房壁肥大，故缩力增进，使郁积之血液，达左心室；然左心房之调节机能不大，其结果左心房郁血后，肺亦全体郁血，肺一经郁血，右心室肥大，收缩力大增，右心室之代偿机能较为强大，故轻症之僧帽瓣狭窄，大概因右心室之调节，不致生循环障碍。惟右心室之调节机能，亦有一定限制，待至两心室代偿机能不充分时，则起全身郁血。肺有气肿，慢性郁血等疾患，其结果亦可全身郁血。肝硬变症时，因间质增加及血管收缩，门脉①分枝狭窄或闭锁，结果可使门脉根部生郁血现象。腹水、胃肠慢性加答儿等症，皆因门脉根部郁血而起，门脉既郁血，则侧枝血行发育以代偿之；又动脉生栓塞②时，分布区内生梗塞，静脉受压迫时，分布区内生浮肿。脚气病时因末梢小动脉分枝之持续性收缩，而使左心室肥大，皆器械作用之影响也。

2. 输出管压迫或狭窄，则分泌物或排泄物，郁积而起种种之疾患。如口腔内唾腺开口部闭锁，则生唾腺囊肿。胰腺有胰石，或肿疡不能排泄胰液，则形成胰腺囊肿。输尿管或膀胱发生肿疡或狭窄，或因子宫卵巢有肿疡，而压迫输尿管，其结果均使尿郁于肾内，肾实质受

---

① 门脉：肝脏回归脉也。
② 动脉栓塞则瘀血。

尿压迫而萎缩死灭，肾形成多数囊肿，充满尿水，而成水肾。胃幽门部有癌肿而狭窄，或胃溃疡愈后，因瘢痕收缩而使幽门狭窄，则食物不易通过此处，积于胃中，胃以调节机能而肌层发达，收缩力增大，勉力使食物通过，至调节不充分时，胃脏扩大，所谓胃扩张症是也。尿道狭窄或前列腺肥大，亦属此类。心脏萎缩容积减少时，外膜下面之脂肪组织发达，而补充其缺陷，肾萎缩时之脂肪填充性肥大，亦属此例。但此时官能不能代偿，故曰假性代偿。

四、代偿性肥大

左右对称之脏器，一侧患病而起官能障碍，则他侧肥大，以代偿其官能。如一侧之肾患结核、梅毒、肿疡等病，则他侧之健康肾必肥大代偿之。肝虽为一脏器，然有两叶，一叶高度萎缩，则他叶肥大以代偿之，皆为代偿性肥大。分三种。

1. 脏器自己代偿。如心脏病之心肌肥大，胃肠狭窄之管壁肥大，贫血时黄色骨髓之变为赤色是也。

2. 官能相似之脏器代偿。如皮肤与肾，胃与肠，脾与淋巴腺等，皆可互相代偿。

3. 因健康脏器官能亢进，而病象消失之代偿。如肾、皮肤及种种腺脏器官能亢进时，则体内之毒液，（自家中毒）或渗出物、以发汗、利尿等作用而消失。

第二章　外　因

第一节　职业风俗习惯及生活状态

子　职业

一定的职业，易生一定之疾患，故职业亦为疾患原因之一种。譬如音乐家，每于奏乐前一瞬间，手指痉挛；终日操写字生活者，易起书痉；吹笛子易患肺气肿；制造活字者及优伶等，易起铅中毒；制造火柴者，易起磷中毒；负荷重物者，易起驼背；牧畜者及草商易染脾脱疽；炭矿小工易生炭肺；至若学子终日勤学，不营适当运动，易起神经衰弱。诸如此等，皆因职业关系，而造成疾病之源泉也。

丑　风俗习惯

社会一般或个人之风俗习惯，亦每为疾病之原因。最著者为西妇之束腰，每因此而生狭窄肝，成胆石症之素因，并可起游走肾及月经障害；西妇难产之多，束腰亦其一因也。中国妇人之缠足，非仅足部变形，且影响及于全身，女子柔弱多病，即原于此。他如上流社会之人，多好沐浴，故皮肤病甚少。而下流社会不好清洁，是以皮肤多病。若狼疮之多生于下流社会者，即因此也。

寅　生活状态

男女生活状态不同，故疾病亦异。男子喜饮酒，而多心脏及肝脏病。女子易兴奋，而多歇斯底里病。他若富人易起脂肪过多症，传染病及皮肤病常见于贫人，皆因生活状态不同之故也。

第二节　气候及衣食住

子　气候

空气之状态，与气候有重大之关系，如气温，气压，气流，温度之类是也。此种状态，因地面性质，土地高低，山岳海流之关系而不同。山地气温，气压均低，空气干燥，对于身体之发育，颇为适宜。因此等气候，可刺激皮肤、呼吸器、循环器等使之兴奋，而新陈代谢，因以亢进也。且山地空气含细菌及尘埃甚少，位于二千米以上之高山，已无细菌存在；山地居民多身体强壮者，非无故也。海滨地方气压较高，空气湿润，且以水之调节作用，气温变化亦甚轻微，故亦可使新陈代谢活泼，但亦有过于湿润而对于身体健康发生障害者。依地理学之论，因气候不同，土地可分三种。即一年内平均温度在二十度以上者，名热带；在零度与二十度之间者，名温带；在零度以下者，名寒带。热带空气之温度高，故温带居民移置于热带时，每发传染病等极危险疾患。盖空气温度高，体温不易放散，而致体温之产生与放散不平均，温热郁积体内，故起危险症状也。英国军人至印度，死亡者较在本国达十倍以上，即此理也。但若久居热带，被热带气候感化，饮食物亦随之变更，则此种危险自然消失。热带气温高，故多日射病及热中病。又因温度高，细菌易于发育，故传染病亦多，霍乱、赤痢、疟疾、黄热病等是也；温带人移植热带，含上述种种危险。但若温带人，移植于寒带，则危险较少，因人类对于寒冷之抵抗力强大。拿破伦战争时，法国南部兵士侵入俄国，死于寒冷者甚少；日俄战争时，日兵死于满洲及西伯利亚一带者亦甚少；反之英人战于印度时，则死者甚众；故知人类对于寒冷气候之抵抗力，较对于热带气候者强也。寒带易生之疾病，为呼吸疾病，即支气管炎、肺炎、肺结核等是也。

　　丑　衣食住

　　衣食住三者为人生之要素，若三者之中有不适当时，即起疾病。居屋所以防御风雨，调节冷暖。若房屋之位置及构造不适当，即可使健康发生障碍，如居地多水而湿气盛，则居室气孔闭塞，换气生障碍，而呼吸器疾病，及关节偻麻质斯等易于发生。日光有杀菌作用，若房屋不能射入日光，则黑暗潮湿，微生物最易繁殖，危险极大。衣服为身体第二皮肤，其目的为防御体温之消失，使由皮肤表面所放散之体温，蓄积于衣服之粗松间质中，不使体温轻易放散；而身体与衣服之间，有温暖之空气层，外界温度即起变化，不至立即达于皮肤。故衣服宜随冬夏而不同，即冬衣须厚，可免体温放散，又可防外界寒冷空气直接作用于皮肤。夏衣定须松薄，可使体温得以自由放散。衣服除对于体温有是等关系外，其对于病原，亦有种种关系，如西妇之束腰，可使内脏起种种疾患，皮肤病多由于衣服之不洁而生是也。至于食品，其维持营养之部分，为含氮成分。其与无氮成分例，当以 1:3.5~4.5 为最适当。而一种食物，能恰含此成分者甚少，故须配合多种食物，方能与此比例相一致。由是以观，食物须动植物混合，始能适宜。动物性食物，富于氮成分；植物性食物，富于无氮成分。二者适当配合，方能维持营养。肉食论，素食论者皆各有所偏，不足恃也。粗劣食物或乏营养分之食物，易起消化器病及全身营养障碍。且对于结核病之抵抗力微弱，食量虽充分，而缺乏营养成分，亦可起全身营养障碍。如食物内铁之成分少时，易生慢性贫血；石灰成分少时，可生骨软化。若食物过量，不能完全消化分解，则郁积体内，亦可起种种之官能障碍。如脂肪过多，易生全身肥胖症。蛋白质过多，易患痛风。英荷二国人喜食肉，故痛风患者极多。其他为喜食陈腐食物，则因腐败菌之作用，营养成分破坏分解，变为毒质而为害。如西人喜食陈腐之香肠而中毒，食陈腐之鱼，而生急性胃肠炎症是也。食物中亦有本来即含毒者，动物如河豚，植物如菌类，均为人所熟知。又如脚气病仅起于白米食者，此乃因一定之食物而致疾者也。此外烟酒等嗜好品，亦为疾病之大源。就一般言之，饮酒者较不饮酒者，寿命短少十年至三十年。因酒所起之病，为慢性胃肠炎、动脉硬变症、心与肾之脂肪变性、肝硬变症等。酒害不仅及于个人，且可遗害于子孙；精神病及癫痫患者之祖先，多属酒客。吸烟过度者，易发脑病及心脏病。

第三节　理学的刺激

子　器械的刺激

受器械的刺激，而发生之损伤，种类甚多；其发生于身体表面之损伤，总称之曰外伤。外伤每因器械之钝锐，暴力之强弱，作用之迟速，以及被伤局部抵抗力之强弱，而损伤之状态及结果不同。如用锐利之刀剑加于体表时，则生切伤；若用锐利刀刃打击，其损伤较切伤重，名为割伤；若自体表直接刺入时，名曰刺伤。此三种损伤，创缘均平滑，故又名平滑之损伤。若用钝刀或不尖锐之凶器所发生之损伤，创缘不平滑，名为挫伤。因弹丸而生之损伤，名为铳伤。损伤之性质与局部亦有关系，如头部皮肤与头盖之间，无多量之脂肪组织及肌组织，无论器械锐利与否，均为平滑创伤。暴力大者，即钝器亦可生平滑创伤。若外力过强，不仅体表发生创伤，往往达于深部，如骨折，关节脱臼，内脏破裂等是也。

人体受伤后，往往起生命之危险，如脑振荡症、脊髓振荡症，结果均甚危险。亦有续发卒倒、震荡症及外伤性神经症者。受伤局部因血液及淋巴液之浸润而肿胀，浸润液及破坏组织片，对于周围组织起异物的作用，而生反应性炎症。若创缘平滑，异物郁积比较少量，可因再生现象而治愈。若创伤及液体浸润均高度，创缘挫灭，较之平滑创缘治愈为难。又皮肤有外伤时，细菌容易侵入，且浸润液为细菌培养善良之料；在往古时代，防腐及制腐未发达时，极易起创伤传染者，即此理也。迄今防腐及制腐均甚发达，创伤传染遂不常见，惟挫伤时，防腐仍较困难耳。若器械的刺激，为刺激性或反复性，则受刺激局部或生压迫性萎缩，或反呈肥厚。如骑兵之股内转肌，步兵之三角肌，往往化骨，皆因反复刺激作用而起，异物在组织内，对于周围组织，亦为器械之刺激。如弹丸进入体内时，则结缔组织新生，至包围弹丸而止；若异物大，则周围组织亦受压迫而生障害矣。

五　温热的刺激

凡温血动物，对于低温之抵抗力强，对于高温之抵抗力弱；人在温度四十四度以上时，即不能生存。反之气温达至零度以下，亦不致死；若衣服食料充分时，即冷至零下五十度亦不致死。但普通以零下十七度为极点，再冷则险矣。又吾人对于气温之抵抗力，与空气干湿有关；空气干燥时抵抗力强，空气湿润时抵抗力弱。如感冒之起于雨后者居多，即此理也。物体接触高热，则生火伤。火伤分四度，第一度火伤，甚轻，仅局部潮红；第二度火伤，形成水泡，周围赤色而疼痛；第三度火伤，局部坏死，形成痂皮；第四度火伤，不仅浅表，皮下组织及肌肉等，亦同一燃烧，名炭化。其对于全身之影响，与火伤程度无大关系，但与火伤面积之大小，甚有关系。普通凡火伤面积达全身三分之一时，每致死亡。受低温之刺激而生之损伤，名冻疮。冻疮分三度，第一度冻疮，与第一度火伤相似，惟火伤时血管扩张呈赤色，冻疮时呈苍白色。第二度生水泡。第三度形成坏死，其与火伤不同者，惟血管关系耳。

寅 气压

气压高低，空气浓薄，与健康有密切之关系。登高山者，乘气船者，每因空气稀薄，气压低降而发生眩晕，空气稀薄则呼吸困难，心机亢进，故鼻血或眼睑结膜出血。从浓厚之空气中，忽至稀薄之空气中，亦甚危险。如沉水浮至水面时，往往流鼻血是也。

岐黄之术自有传承

卯　光线

光线为生物生活之渊源，在高等动物中，为绝不能少者。但在最下等动物，亦有不需光线而能营完全生活者。人类，则与光线，片刻不能分离；但光线亦有为害于人者，如长时间直视日光，或黄色、白色烈光时，则生中央暗点症。在冰雪不易溶解地方，受白光之刺激，往往生角膜及结膜炎症。夏日日光过强，易生日射病。

辰　电击

受电击时，立即死亡；如损伤较轻，渐渐恢复者有之。被击之皮肤上，有树枝状暗赤色斑痕，盖因电流越皮肤皱襞驰行之故。近来电气工业发达，与强度电流相触而死者亦愈多。

第四节　化学的刺激

子　局所作用

如将强酸类或强碱类等，涂于皮肤，或以自杀而饮此等药品，则与之接触之皮肤或黏膜，变为灰白色，或作暗黑色，此种作用名腐蚀作用。被腐蚀时，与第三度火伤同，渗出组织液或血液，凝结成块，变为暗赤色硬固之块，名曰痂皮。痂皮之形成，乃因药液浓厚，刺激急剧之故，若药品稀薄则仅充血而已。因酸类而发生之腐蚀作用，为凝固性坏死；由碱类发生者，为液化性或软化性坏死。

丑 血毒

多见者为氧化炭素中毒。木炭石炭燃烧不完全时，则生氧化炭素，由呼吸作用而吸入体内，与血液中之血色素结合，成为氧化炭血色素，因此窒息而死。此时在分光镜下检查血液，DE 之间有二条吸收线，但加以还原剂，即还原变为血色素，成为一条吸收线，他若青酸、盐酸钾等，均为血毒。

寅 特种毒物

为吗啡、酒精等，皆可使神经麻痹者，曰神经毒。又如阿刀便（如中国之木鳖子之成分内有毒），实枝答利斯（如中国毛地黄相同有毒）等，皆可使心脏中毒，曰心脏毒。此外著名者，为砒、磷、水银、铅等。即动植物食品，亦含有毒物，而起中毒者。

第三章 寄生体原因

寄住人体内外，食其养分而生存之生物，曰寄生体。即下等动植物是也。

（甲）　动物寄生虫体

凡虫类寄住之动物，曰宿主。各虫宿主有定数，或虫惟寄住于人体，或虫惟寄住于某动物。多数虫类，毕生不换宿主，曰毕生寄生。或虫类随时期而换居各种动物，曰转宿。是关于发育期也。盖虫类以一个有生殖成熟种族，与一个或数个无生殖繁殖种族，正然交换，以营种族交换生殖，各种族多寄生于异种之一定宿主，其无生殖种族，惟卵或胎子入某种休内时，自此发育。然在此动物体内，不成熟为生殖性，或至死残留，或转入第二种动物，始发育为有生殖成熟虫。盖自卵生至成熟，转宿种种动物，其幼虫寄生之动物，曰中间宿主。有生殖成熟虫寄住之动物，单称宿主。又有或发育期寄住他期离去者，曰定期寄生。定期寄生与毕生寄生总称之曰停止寄生。与彼为取养分，时时索动物者，名一时寄生为对称。

凡虫类寄生于皮肤粘膜表部者，曰外寄生虫。寄生于内脏者，曰内寄生虫。某寄生虫，或因自动，或随血流淋巴流，逍遥宿主之体中。

寄生虫之传染，因触接空气，饮食等之媒介，其病变，即寄生虫病。多为局所之刺激、炎症（如热肿痛）、萎缩、破坏等。大半因虫类之器械作用。一分因虫类分泌毒物之化学作用，至掠夺养分，除吸吮血液外，不足虑，故除寄生于贵要器（脑）外，其害不著。若发汎发症[①]，为神经障害、贫血等，是因器械刺激，反射或毒物中毒也。二三原虫，亦为传染病之原因。

寄生人体之原虫，不外节足虫、内脏虫、原虫三肿。

（子） 足虫节

一、蜘蛛属

概为外寄生虫，或暂或久，寄住于皮肤。

1. 疥癣虫 乃蝇状小虫，长，雄者0.23密米；雌者0.45密米。体具刺棘，有八脚。雄者，前脚尖端具吸盘，后脚之后对亦然；雌者，惟前脚具吸盘，幼虫仅六脚；卵，卵圆形，长0.02密米。

此虫好穿入指间，腕关节部皮下，作虫道（虫窝），产卵子，排粪块。雌虫惟达真皮表面，卵子发育成幼虫，亦穿入表皮内，因之觉瘙痒，生疥癣，易传他人。亦有自动物（犬、猫等）传染者。

2. 毛囊虫 乃长形细虫，有雌雄；长0.3至0.4密米，前体具四脚，产纺锤状砺状之卵。

此虫寄住皮脂腺（耳鼻）内，存于粉刺中，有时诱起痤疮、脓疹。

---

① 陈按：汎（泛）发症即全身病或称汎发病。气化病即官能病。局部病即局所病。

3. 牙舌虫　乃绦舌虫之幼虫，长 5 密米，体扁圆，以九十个轮片合成，片缘生无数刺棘，头具钩状足四，足间有口。

此虫寄住人之肝脾肺肾腹膜下，毫不危险。

绦舌虫 形似牙舌虫，较大五倍。间或寄住于人之鼻腔前头腔，发加多流（如脑漏鼻炎等症）。

4. 秋草虫　乃圆形小虫，带赤色，具六脚。

此虫秋季时，自枯草、谷物，移至人身，咬入皮肤，发瘙痒皮疹。

5. 壁虫（臭虫）　乃卵圆小虫，带黄褐色。

此虫以嘴刺入人兽皮下，吸吮血液，遂甚膨大。

二、无血虫

乃六脚外寄生虫。多一时寄住于皮肤。

1. 衣虱

2. 头虱

3. 毛虱又名毛虫（八脚子）　寄生于有毛部（阴毛部）。

4. 床虱

5. 蚤

6. 砂虱

7. 虻

8. 蚊

9. 蝇　其种类不一。有时产卵于皮肤，创面，溃疡面，粘膜管外口。自此生子虫（蛆）唤起居所组织破坏及炎症。有时卵或子虫，混于食物，入肠管内发育，肠胃罹消化障害时每如此。

（丑）　内脏虫

一、圆虫

为圆状虫，有口，具唇，有肠管，开口于后端近傍腹面，生殖器与孔亦在腹面。雌虫比雄虫大，直接发育，变性不明。

1. 蛔虫　乃赤白色圆虫，两端尖，口唇具乳头三。雌者多，长四十仙米；雄者少，长五十五仙米。卵，圆形，黄褐色，长 0.06 密米，厚壳之外，更被凹凸不平之蛋白层，内容呈颗粒状。

此虫寄住于小肠，世间最多，小儿尤易罹之。多不发症候，然其数多，则起神经障害、贫血、肠加多流，有时上胃中，吐出，有时入胆管，起黄疸，有时穿孔于肠，生腹膜炎，腹壁虫脓疡。其卵甚多，混粪而出体外，虽干燥亦永保发育力，或浮水中，或入鱼腹，或附入蔬菜，人吸入之，遂染其病。

2. 猫蛔虫　长不过普通蛔虫四分之一，头尖，左右具翼状物。卵，球形，长 0.068 密米，被薄壳，与呈多数小窝之薄蛋白层（此虫多生于猫犬，有时寄住人体）。

3. 蛲虫　乃白色丝状细虫。口具三唇，长，雌者十密米，雄者四密米。卵，卵圆形，长 0.05 密米，两面不同，外被一膜，有重缘，内含大颗粒状物及子虫，此乃常见之肠虫。小儿尤多，屡寄住小肠下部及大肠内，发加多流（软大便）神经症，夜中移至肛周围阴腔内，发瘙痒，其卵与粪同排泄，或混于饮食（果皮），或附于某虫患者之指，入胃中则孵化。

4. 十二指肠虫　乃白色圆柱状虫，雌者长十至十八密米，尾端尖，雄者半之，尾端作三瓣状，头向背反张，口缘有囊，具四齿如爪；卵，卵圆形，无色，长 0.05 密米，被透明薄膜，内含二三颗粒球。

此虫多生于热地，寄住小肠，十二指肠尤多。咬着粘膜，吸吮血液；脱落后，自伤处出血，粘膜中，时见有含虫小血腔，毫不发病症者之粪中亦见之。然多数寄住，则发剧度贫血而死。曰十二指肠虫病，或曰埃及萎黄病，埃及最多。墜道职人、烧灰职人、农人，易罹之。其卵多混粪便排泄，在体外孵化极速，含卵粪便，置诸温所，经二十四小时至四十八时，卵中即生子虫。盖排出体外之卵，发育污水中，成活动于囊内之子虫，混于饮料水，入人之肠内，经五六周，即成成熟虫。

5. 粪小鳗　乃圆形小虫，长约一密米，成熟雌虫，含卵及子虫，子虫长 0.3 密米，此虫初生于朝鲜，意大利，屡与十二指肠虫并存，产出子虫，半与粪便共排泄于体外，半发育于肠内，蔓延全肠管、胆管、脺管，起下利。一说此虫入里百儿钦氏腺内，产卵与子虫，使其上皮变性，增殖。

6. **肠小鳗**　乃小蛔虫，长二密米。

此虫与粪小鳗同住，其卵在肠内不孵化，混于粪便，排泄体外，初呈分殖机，一说此虫为粪小鳗之母虫。

7. **鞭虫**　乃鞭状细虫，上身细长，弯曲为螺旋，下身甚短。雄虫长四仙米，下身卷缩；雌虫长五仙米，卵，长卵圆形，长 0.05 密米，被褐色厚壳，两端透明肿胀，内容呈颗粒状。

此亦屡见之肠虫，寄住盲肠及其近傍，其害少，然穿入上身粘膜，则吸吮血液一说；诱发机能神经症脑症（即官能神经症）胃肠证，其卵在水及湿地，徐徐发育为幼虫。

8. **旋毛虫**　乃圆虫状细虫，前端尖，后端钝，雌长三蜜米，雄虫半之。此虫寄住小肠，曰肠旋毛虫，寿不过五周至八周。在肠内多产子虫，此子虫穿肠壁，自腹腔消遥结缔组织血液，达筋肉，入筋纤维内，坏其内容，经十四日，遂发育，多为螺旋状，被结缔织囊，（屡沉着石灰）而潜伏，曰筋旋毛虫，长 0.7 至 1.0 密米。旋毛虫因食含筋旋毛虫之肉（如猪肉是，此外猫鼠狐肉亦舍之）而生，此肉入胃中，包囊消化，虫体游离，速发育，约经七日，多产子虫，此虫消遥于筋肉（多集于横膈膜，舌肋间筋，颈筋，喉头筋等之腱附着部近傍），遂起旋毛虫病，发肠加多流（溏泄大便），筋痛，浮肿，发热等，甚则致命。

9. 肾虫　乃细长赤虫，前端细，口有乳头六，雌虫长一密米，雄虫半之。卵，卵圆形，长 0.06 密米，具结节状蛋白质囊。

此虫稀有，寄住肾盂，输尿管等。

10. 长腔系状虫　乃白色系状虫，长 26 密米，一回发见于小儿，肺中。

11. 住血系状虫　乃彭苦洛夫脱氏丝状虫之子虫，长 0.35 密米，幅①与赤血球同，头钝，尾尖，体蛇行状，运动活泼。

此虫多生于热带，发育于吸患者血液之虻②体内，人因虻刺而感染，寄住血液淋巴液。患者夜间身体安静时，虫在血液中消遥，急乘此时检查血液，得发见之，虽有寄佳数月不起病症者，但多不然，早晚使血管淋巴管（泌尿器淋巴管殊易），闭塞或破裂，诱发血尿乳糜尿（在他器发血性乳糜性渗漏等），虫体排泄于尿中，又或寄生住阴囊下肢等之淋巴管，象皮病之原因。

12. 丝状虫　乃长一密米之细虫。

此虫多生于热带，穿入下肢皮下，生炎症（机能障碍）溃疡。

二、二吸虫

乃舌状叶状小虫，具肠管及悬着器，肠管钗状分

---

① 幅，宽也
② 虻：虻虫负住血系状虫，间接传染人身（详见下虻虫条）。

歧，终以盲肠悬着器为吸盘，位于腹间，有时具钩状角杆。多一体兼备雌雄。两生殖孔开口于一处。其发育虽有出卵子之虫，直称为有生殖性成熟虫。但多不然，必于数种中间宿主中，营种族交换生殖，先以卵发育于动物体外（通例在水中），颤毛性子虫，次子虫，入蜗牛、田螺、蛙身等第一宿主体内，或变为无生殖性种族胚管，或直接化为活动有尾体，次有尾体出宿主，游泳水中，穿入软体动物、鱼类第二宿主、水动物之体内。失尾被囊，终与第二宿主之内共达一定宿之胃中，其囊消化，其体游离，逐成有生殖性成熟虫。

寄住于人之呼吸为二口虫类，有吸盘二，一位于前端，其底有口，一位于腹面。

1. 肝二口虫 乃叶状扁虫，长二十八密米，幅十二密米，背生无数鳞状刺棘，两吸盘互相密接，中有生殖门，通绻状子宫；卵，卵园形，长 0.13 密米，带褐色，被一膜，呈二层，一端有盖。

此虫多生于家畜（如羊），人罕罹之，常住胆囊胆管（间或寄住于肠及下大静脉），其数多，则诱起胆管闭锁、扩张、炎症、胆石、胆管周围炎、肝结缔织肥大兼肝组织萎缩等，其卵混于患者粪中。

2. 枪状二口虫 乃柳叶状扁虫，长八至九密米，幅二至三，五密米，前端较尖，其他与肝二口虫同，卵长0.04 密米。

此虫寄在于人者甚少，其数多，则于门脉枝周围结缔织起炎症，致增殖，其卵混于粪，含成熟子虫。

3. 蓖状二口虫　乃细长扁平蓖状虫，长十至十三密米，幅二至三密米，前部狭小，后部稍钝圆，前端与腹部各具吸盘，有二脚长管，二枚睾丸，迂回子宫，三分叶状卵巢，精囊，卵黄巢，生殖门（在吸盘前）等。卵，卵圆形，长 0.018 至 0.03 密米，幅 0.016 至 0.017 密米，带黄褐色，衣重缘皮膜，锐端有小盖。

此虫寄住于猫犬，其子虫混饮料水入人体，寄住胆管系内（亦住于脺管），致胆汁郁积，胆管扩张肥厚，肝脏肥大或萎缩，起腹水、贫血、肠胃症（下利、便秘），季肋部压痛等症候。经过甚慢，渐衰弱，以显微镜检粪而得虫卵，为无上之诊断法。

日本所见之肝二口虫，大抵为蓖状二口虫，冈山、仙台、新泻等处尤多，据贝尔氏说日本寄住于肝之二口虫有二种：一曰地方性恶性肝二口虫，寄住胆管，起肝肿大及下利。一曰无害肝二口虫。

4. 西伯利亚二口虫　乃扁平透明吸虫，长八至十八密米，幅 1.5 至 2.5 密米。

此虫寄住于猫犬，在西伯利亚，亦寄住于人之胆管内，犹之他二口虫，诱起炎症性组织增殖。

5. 住血二口虫　乃乳白色吸虫，前端细，具口及吸盘。雄虫扁，长十二至十四密米，下体卷待如沟，用以抱雌虫，雌虫圆，长十六至十九密米。卵，长卵圆形，末端或侧边有棘。

此虫多生于热带，寄住于门脉、脾静脉、肠间膜静脉、直肠静脉、膀胱静脉中，自血液吸养分，其卵（虫体亦有之）穿通输尿管膀胱直肠粘膜（间亦贯通肝、肺、肾、摄护腺），诱发血尿、贫血、膀胱输尿管肠粘膜之充血、出血、炎症、组织增殖等。其卵存于患者尿中，在尿路内得发育为有颤毛圆柱状子虫，即游泳水中之有颤毛子虫，穿入小节足虫属之体内，被其组织，人因饮水时吸入之而感染。

6. **肺二口虫** 乃卵圆形类赤色小虫，长八至十密米，幅四至六密米，腹面稍扁平，外皮具鳞状棘，两端钝圆，尾端稍小，前端与腹面各具吸盘，有迂回肠脚、卵黄巢、卵巢、睾丸、皮壳、子宫生殖门（在腹吸盘后）、排泄门外等。卵，卵圆形，长 0.08 至 0.1 密米，幅 0.05 密米，黄褐色，壳薄，呈二重界线，一端具小盖，内含四颗至八颗卵黄球。

此虫寄住于肺（他脏器亦有之），造囊肿状空洞，棲息其中，一面与气管交通，为咯血之原因，咯痰中含虫体极少，以显微镜检之，惟见多数卵，似因子虫或母虫与饮料、水、鱼具、蔬菜，共入消化器，自此达肺而生也。日本所见寄生虫性咯血之原因，大抵为此虫。

三、绦虫

乃白色带状虫，寄住于肠，体自节片合成，无口无肛门，头具吸盘或钩，悬着宿主之肠壁，颈细，节不

明，至尾端，其节广大成熟，此成熟节，兼有雌雄两生
殖器，含卵，有淋巴管为吸收排泄之用。其卵与节、
粪，共排泄宿主体外，混于植物、肥料、水等，犬、豕、
鱼等中间宿主食之，在胃中孵化，生子虫，此子虫穿肠
壁血管壁，消遥诸组织，化为胞，自胞壁生具吸盘之虫
头（亦有含浆液者），久之则发诸般障害，曰囊虫。人
食含囊虫之肉，则在胃中，被囊消化，虫头游离，下而
悬着于肠，渐生节，成绦虫，起消化障害、神经症等。

1. **有钩绦虫**　长二三米突，头帽针头大，具吸盘
四，有钩二十六，环列一周，曰钩坏；成熟节长方形
（长九至十密米，幅六至七密米），其侧有生殖器孔，内
含子宫，分枝少（七八条），与粪共下泄，卵球形，长
0.03 密米，被放线状厚壳，熟卵中含子虫。

其囊虫自粟粒大至胡桃大，圆形或卵圆形，间有群
生成葡萄状者，寄生于猪人之皮下、筋、脑、眼、心、
肺、肝等，因取混卵之饮食而生，人食含囊虫之猪肉，
遂生其绦虫。

2. **无钩绦虫**　长四至七米突，比有绦虫长且厚而
大，头具吸盘四，无钩环，成熟节广（长十八密米，幅
七至九密米），其侧有生殖器孔，内容多枝（二三十条）
之子宫，通例数个连系，虽不通便亦蔔出，卵等于有钩
绦虫，比之多，卵圆形，壳厚，具卵黄膜。

其囊虫比有钩绦虫小，寄生于牛鱼，在人体未见
之，人食含囊虫之牛肉鲑肉，遂生其绦虫。

3. 犬子绦虫 乃最小绦虫，长三至六密米，头具钩环与吸盘，仅三四节，惟末节成熟。

此虫寄生于犬之肠内（犬因食家畜肉而感染之），人惟生其囊虫。

此囊虫，肝最多，脾、肾、肺、眼、脑、筋肉等亦见之，特名之曰包虫，因自犬受卵而生，此卵入肠内，孵化而生子虫，子虫消遥而达或脏器（肝），化为胞。此胞自米粒大到儿头大，其壁以线状皮质与粒状实质合成，内充混琥珀酸透明无蛋白液，有妊孕性、不妊性二种。

妊孕性胞，或自其实质直生虫头，或先形成胚囊，自此生虫头，屡自胞壁，向胞内，生第二娘胞而断离，再自娘胞生孙胞，各于其中芽出胚囊及虫头（有时胚囊破绽，虫头离存），或向胞外生娘胞及孙胞，与母胞连续，形成多歧葡萄状物，曰葡萄状包虫，或多房包虫，或曰蜂巢状包虫。

4. 裂头绦虫 长五至九米突，头柳叶状，两侧具裂沟状及吸囊，无钩环，成熟节广而短（幅十至十二密米，长三至五密米），腹面中央有生殖器孔，其周围透见放线状褐色子宫，常数个连系而下泄。卵，卵圆形，长0.07密米，被褐色壳，有小盖，呈粗大颗粒状。

以卵混于粪而排泄，在水中孵化，成被颤毛膜具六钩之子虫，寄住未知之中间宿主体内（恐系小水虫），发育而为有头与尾之幼虫，介其宿主，入第二中间宿主鱼类（鲑）之肠内，（因鱼类食水虫），穿肠壁，逍遥内脏、筋肉、成无生殖性绦虫，人食含之鱼肉，遂生其绦虫，渐发重性贫血，日本最多。

5. 那那绦虫　长三至十密米，头球状，有具吸盘（四个）钩环之嘴，节短，含椭圆子宫，中蓄卵无数。卵，卵圆形，内含具钩（五六枚）之子虫，壳呈二重境界，壳质中现弯曲丝条与混颗粒，粒之无形质。

此虫群生于小儿肠内，诱起癫痫样发作，人事不省，精神衰弱，忧郁症等重神经症。意大利、埃及最多，日本亦见之。

6. 椭圆绦虫　长十八至二十五仙米，头长，具钩环，体之前端，细如丝，成熟节赤色，长椭圆形，雌雄二生殖器孔，分在其两缘，卵含具钩之子虫。

此虫多生于小儿，似自犬猫而感染者。

寅　原虫

原虫乃最下等之动物，身体自单细胞而成，以胞质力，为运动，取饮食，营排泄，繁殖子孙。数年前以为见知于世者甚少，其对人体之作用亦少。从近年之研究，始发现其数种可为病原，或种类为传染病之原因。盖未知之原虫尚多，于传染病原因上，殆有大关系也。

原虫分三种，曰根足虫，曰芽虫，曰滴虫。

一、根足虫

乃最简单之原虫，不过为收缩性细胞成形质块，出没突起（即假足），以营运动，体中含一核，呈鲜明泡状，属之者如下。

甲 肠阿米伯

寄生肠内，有三种。

1. 赤痢阿米伯 直径0.01至0.05密米，自玻璃样外原型质，与颗粒状内原形质而成。有圆形核，无膜，大抵含异物（赤血球及其坏片）或玻璃样真空，活泼运动，呈种种形状，间有被通者。

此虫寄住大肠，混于粪而排泄，似为或赤痢（热带赤痢）之原因，名之曰阿米伯赤痢。起出血性加多流，与消化性溃疡，有时续发肝脓疡，试注入赤阿米伯痢于猫之直肠，则发赤痢。

2. 普通大肠阿米伯 直径0.025至0.035密米，在球形时运动缓徐，大抵含异物，分裂菌及食物残余，间有被重缘膜，呈球形，含圆形透明泡者，此虫寄住肠内，虽多无害。

3. 宽和大肠阿米伯 酷似普通大肠阿米伯，殆为同一物欤。

乙 血阿米伯

据罗维脱氏说，白血病乃起因于原虫之传染病，其原虫有二种。

1. 髓性白血病血阿米伯 存于骨髓性白血病之血

岐黄之术自有传承

液中。

2. 淋巴性白血病血阿米伯 存于淋巴性白血病之血液中。

白血病者之血液及病变脏器，以显微镜检查之，又血液行特别染色法染色之，则白血球之表部及内部，见颗粒状块片状阿米伯样小体，镰状纺锤状半月状体，分圈状体，及鞭毛体，是即阿米伯也。淋巴性白血病之寄生虫，以存于白血球核内，亦可称为核内淋巴性白血病血阿米伯。假性白血病之脾脏淋巴腺亦有存之，试以骨髓白血病之血液，或病变脏器之粥状物，注入兔之颈静脉内，则发病。血液中见上记物体，然否儿司脱氏以罗维脱氏之血液阿米伯，为人工产物，看做麦司脱细胞之破坏物。

二、牙虫

乃表形细胞虫，虽有皮质及核，不具鞭毛颤毛及假足，其繁殖也，必被囊，原形质破坏，生多数被囊含核小体，所谓种芽是。其状恰如下等植物之分殖，属之者如下。

1. 疟疾虫 乃住血原虫之一种，一千八百八十一年罗伦氏始发明，之后麦儿写华白氏及载儿里氏命名曰麻拉利亚柏拉司莫投姆，郭儿徐氏检查其发育，先为极小阿米伯样小体，侵入血液赤血球内，为阿米伯样运动，渐发育膨大，食费赤血球，至体中积集小状粒里褐色素，几达赤血球大，遂起分殖机，放线状分裂而成数片，曰美洛遮衣托，破坏赤血球，出血浆中，更入他赤血球内，发育如前。

此虫可分数属，为疟疾之原因。当分裂而侵入新赤血球内时，起热发作，从其种属之异，发育期各不同，三日热种属，四十八时间完成发育，四日热种属，七十二时间完成发育，恶性热（秋发热）及每日热种属，乃同于热带麻拉利亚原虫之特别种属也。

披壳霍氏之研究，疟疾之传染，因蚊属之穿刺，其状如右，美洛遮衣托之一分，既在人血中发育为半月状体（罗伦氏半月体），此后不再发育，迨入吸吮血液之蚊属肠内，始发育成异性二圆体，一为雄性，有透明原形质，曰米苦洛辫美止托；一为雌性，有颗粒状原形质，曰麦苦洛辫美止托。有鞭毛样突起（非运动器），此突起脱离，入麦苦洛辫美止托体内（恰如精虫入卵内），则麦苦洛辫美止托，变为小虫状可动性细胞，穿入蚊之肠壁中，分裂为多数小体，曰司扑洛遮衣托，细胞破绽，司扑络遮衣托游离，转入蚊之唾液腺内。蚊刺人，则随唾液移至人血，入赤血球内，再发育为柏拉司莫投姆。

麻拉利亚伯拉司莫投姆，平常多存于该患者血中，不但居赤血球中，亦侵入白血球内，闭塞脾脑及他部毛细血管，欲检查其血液，可制盖板干燥标本，以霞升米知林青溶液染色。

2. **壳克起投姆** 寄生上皮细胞中，其幼时为阿米伯样小体，侵入上皮细胞内，发育而为圆形体，渐被有光薄囊，原形质破坏而生种芽，至其中蓄多数杆形镰形体及颗粒块，则上皮细胞崩坏，种芽膜囊溶灭，杆形体游离收缩而成球形，或入他上皮细胞内，或出外界。

近时人体病的产物中，发见壳克起投姆之报告渐多，薄林盖儿氏于触接传染上皮肿（乃小结节，隆起皮面，大如豌豆，中央呈小窝，放蜡样光泽）之上皮细胞内，发见一种颗粒状体（逢海未笃气西林则深染色），以为壳克起投姆。

古罗米安氏谓触接传染病性风节肿，因壳克起投姆（即中梅皮肿沙题肿），达理儿氏谓白盖托氏所论一种乳头肿（湿），（乳嘴及孔晕，起湿疹样炎症，渐溃烂，生溃疡性癌）及发病的角化之一种炎症性皮肤病（即滤泡性角化过多）（即中翻死疡）之原因，在于壳克起投姆。

阿伊美儿氏在人类肠内，二次发见卵圆形壳克起投姆，即破坏肠上皮者。披生梯氏谓囊肿性尿道炎，其原因在壳克起投姆。裘蒲来儿氏魏儿喜夏氏萨的儿氏等，在人及兔之肝脏，于其扩张溃烂之胆管，及其肿疡结节，并其全体，发现卵圆形壳克起投姆。

麦拉昔子氏韦知苦黑姆氏于癌细胞中，发现壳克起投姆样体，以为癌肿原因。贞否儿氏于痘疮淋巴液中，猩红热患者血液中，发现克壳起投姆。

金司得来儿氏于肋膜炎性渗出物中，检出卵圆壳克起投姆。

三、滴虫

乃最高等之原虫。大抵卵园形，原形质，分皮层（有时为线状）与髓质（柔软颗粒状），高等者，有口肛通髓质，皮层中，有通管之搏动性空隙，体之表面，具细颤毛或鞭毛。其繁殖法，因结合或分裂，随运动器之异，分鞭毛滴虫、颤毛滴虫、吸管滴虫三种。其中鞭毛滴虫，构造甚简单，无肛门，亦无口，有少数长振毛，即鞭毛是，其性似芽虫，等于下等植物，含叶绿素。最简单细小者，不含叶绿素，多无口，有核，繁殖于腐败液中。

滴虫之病的关系甚微，不唤起一定病变，不过维持既发之炎症而已。

1. 拔拉梅邹姆壳里　乃卵圆形颤毛滴虫，长 0.03 密米，全身丛生颤毛，间现于大肠及粪中，近年视梯台氏发见之于赤痢便中，施托克维司氏发见之于肺脓疡洛痰中。

2. 节儿壳牧奈司，因帝使梯那里司　乃犂子状滴虫，长 0.008 至 0.01 密米，具短尾毛，与细长鞭毛。因鞭毛颤振活泼运动，见于肠加多流、窒扶斯、虎列拉患者之肠及粪中，彼存于下痢粪中之美羿司托麦，因帝儿克姆及美羿司托麦，因帝使梯那里司，并其被囊虫，殆与之同种欤。

3. 节儿壳牧奈司乌利那柳司　乃卵圆形颗粒状体，有多数鞭毛，活泼运动，见于虎烈拉患者之亚尔加里性，含蛋白尿中。

4. 托里畜牧奈司佛辫那里司　乃卵圆形梨子形滴虫，长 0.008 至 0.018 密米，具长尾毛一，鞭毛二三，偏侧更有短颤毛，活泼运动，屡见于寻常膣粘液中，一说男子感染之，发淋病状尿道炎。

5. 托里畜牧奈司因帝使梯那里司　乃梨子状滴虫，长 0.001 至 0.0015 密米，具鞭毛与多数颤毛，见于窒扶斯下痢患者之粪中。

6. 莫奈台能　生活时呈梨子状，屡有鞭毛一，死后多圆形，屡见于肠加多流急性盲肠炎等之粪中。

7. 海层氏于胃癌者胃内容物中，发见具一条至三条鞭毛之滴虫。

（乙）　植物寄生体

寄住人类之植物，皆下等么微体，区别之为分裂菌、丝状菌、萌芽菌三种。其中丝状菌、萌芽菌，不过害局所。分裂菌则为极重全身病之原因，不可忽也。

子　分裂菌

（一）形态

分裂菌一名排苦的利亚，乃属原始植物之么微机生体。不外一细胞，不含叶绿素，自原形质（专系蛋白质，随菌之种类而异，曰米若洛浦洛的因，但含脂肪之菌亦有之）而成，被胞膜（自植物细胞质而成），核之有无不明，其膜屡膨胀，变胶样态，曰囊。

（甲）形状　区别之为三种

（一）球菌

乃球形卵圆形分裂菌。繁殖时，随其排列之形，更分为六种。

子　双球菌　双列者。

丑　念珠状球菌　念珠状联系者。

寅　群集球菌　不正群群，有时配列成葡萄状，亦曰葡萄状球菌。

卯　板状球菌　每四个并列成板状者。

辰　骰子状菌　数个集合，为四角骰子形者。

巳　被囊球菌　球菌群被胶样囊者。

（二）杆菌

乃杆状分裂菌，有长短之别，繁殖时，链锁状联系而成长系状。

（三）螺旋菌

乃螺旋状弯曲之分裂，菌更别为三种。

子　司披里儿儿姆　短而为长走弯曲者。

丑　韦葡利拉（或曰，状杆菌）短而为波状弯曲者。

寅　司披绿衣安的长而狭弯曲者。

岐黄之术自有传承

上分裂菌常呈一形，曰单形菌；此外有呈数形者，曰多形菌；或分裂菌恰为系状菌分歧者，如结核杆菌，实扶的里杆菌是。分裂菌频死则变形状，或膨胀，或球状部绞断，或不正形破坏，曰老败形。

（乙）运动

螺旋（半月点状）状菌及多数杆菌，能在液体中运动，球菌则极罕，此运动多因菌体之一端或两端或全缘所散生，或丛生之鞭毛，活泼颤振，亦有因原形质收缩者，是人有关于发育之状态及营养之景况，与彼无机体之分子运动，不可误认。

（丙）繁殖

分裂菌繁殖，非常迅速。若毫无妨碍时，一个菌体，二十四时后，得生至一千六百五十万个，其生活法有二种。

1. 分裂而繁殖　即菌体单绞断而生二子菌是。此时球菌稍延长而绞断，杆菌分裂后，作短杆状，渐长成。彼系状集落，平面集落，实体集落，即因其子菌联系集蒐而成。若无数分裂菌因胶样质而群集，曰胶样集落。

2. 生芽胞而繁殖　芽胞乃圆形小细胞，有光辉，难染色，被致密膜。对外因之抵抗力强（是专关芽胞膜之性质，内生芽胞最强，对死灭无芽胞菌之外因，尚能耐之，曰持续芽胞），逢适宜要素，则发育而为新分裂菌，其产生，必待分裂菌发育高度时，其法有二。

（子）　芽胞内生　芽胞生于菌体内，暂存母体中，屡膨起其部，待母体死坏而后游离，此类最多，在杆菌常见之。芽胞在母体内时，或位于杆菌中央，或位于一端，若其端为芽胞膨起，则呈鼓拨状。

（丑）　芽胞节生　菌体包于他之死菌体，以免外因感作，待菌胞膜厚，具抵抗力，直成芽胞，在球菌见之。

一、生活法

1. 生活要素　分裂菌自有机物水溶液，取养分以营生活。炭素抱合物，窒素抱合物，盐类，水，皆必需者也。或分裂菌专生息于无生有机物，曰死物菌，如腐败菌是。或分裂菌专生息于有生动植物，曰寄生菌，如病原菌是。亦有兼此二性者。

酸素（即氧气）为多数分裂菌所必需，曰要酸素菌。然破伤风菌，只生育于无酸素地，曰不要酸素菌。亦有位于二者之间者。

炭酸对窒扶斯菌，无益亦无害，对儿烈拉菌与酿脓菌，则制止其发育。

温度亦分裂菌之生存所必要者，二十度至四十度为最宜。四十五度以上，零下五度以下，则制止其发育，有温度（湿温尤烈），则杀之。

光线乃分裂菌之所恶，强光能害其发育，电气亦然。

2. 耐性　或寄生菌及死物菌，对生活要素缺乏，其具耐性。生活要素缺亡时，虽不繁殖，尚长保生机，待要素再来，复显生活力。如结核菌，干燥月余，尚有毒性是。凡芽胞及孕芽胞之分裂菌，而性甚强，能抵抗寒热，营养缺亡，防腐药等。

3. 毒物　分裂菌之生息地有毒物，即止其繁殖，防腐药，如升汞、石炭酸、沃度，虽至薄亦毒害分裂菌，酸类如无机酸类之盐酸，亦有制止作用。

亚尔加里类，此作用少。

发酵腐败则产物，如酪酸、乳酸、石炭酸、印毒儿，亦制止分裂菌之发育，天然免疫动物，其血含有一种毒物，以防分裂菌之发育。

水分缺乏，亦制止分裂菌之发育繁殖。

4. 化学牵引性　可动性分裂菌，随一定可溶性化学物质而牵引排却，曰化学牵引性。随分裂之异，其关系各不同。大抵营养物，如马铃薯、百普顿、台气可托林、加里盐，则牵引分裂菌，曰阳性化学牵引性。以分裂菌，置其液中，则集于牵引物质所在地，如窒扶斯菌，虎烈拉菌，被马铃薯液诱引是。毒物，如游离酸类、亚尔加里类、酒精，则排却分裂菌，曰阴性化学牵引性。

5. 争存　分裂菌、系状菌、萌芽菌、组织细胞，并存一处，互争生存，胜者繁殖，败者灭绝。如一营养液中，培养数种分裂菌，则得菌制球菌。一杆菌制他杆菌，有感受性动物中，同时接种二种分裂菌，则一种发育，他种受妨碍。分裂菌繁殖于动物体内时，屡入组织细胞内（阿米帕样细胞），或自死灭，或坏细胞，是殆因营养物之成分，湿热之程度，适于一霉菌，不适于他霉菌。

（一）或霉菌化生他霉菌之毒物。（二）或一霉菌掠夺他霉菌之养分。（三）故耶。

二、生活显象

分裂菌有分解生息地有机物之性能，此分解作用，或扶人类之生活，或危人类之生命。

1. 起腐败　腐败者，蛋白质及类蛋白质之分解，不要酸素之还原作用也。诱起此分解之分裂菌，曰腐败分裂菌，其数多，各种死物菌俱属之。随分裂菌种类及有机物性质，腐败产物亦有差。

子　生类盐基类　总称尸体类盐基。非各种皆有毒性，彼衣诺利琴、克达维林、浦托来司轻、壳林等（皆生于尸体各部）俱无毒。百普托笃气心（生于百普顿）、诺衣林、姆司克林、（生于腐肉中）等，则剧毒，此剧毒物，曰腐败毒素。

丑　生恶臭物，即脂肪酸类、托里米起儿阿敏、硫化轻、阿摩尼亚、硫化阿摩尼亚是。

又有腐朽者，乃一种酸化机，起于酸素多量时，分解蛋白质为水、炭酸、硝酸、亚硝酸，毫不于恶臭气体。

2. 酿发酵　酿酵者，含水炭素之分解也。诱起此分解之分裂菌，曰发酵分裂菌，如酪酸发酵（化糖类为酪酸）、醋酸发酵、（化酒精为醋酸）、乳酸发酵（化糖为乳酸）、阿摩尼发酵（化尿素为炭酸阿摩尼亚）、粘液发酵（化含水炭素为护膜样粘液）等是。又分裂菌排泄新陈代谢产物，其中含一种致分解作用之可溶性物，曰无形发酵素（与发酵菌各有形发酵素为对称），如糖化发酵素，使淀粉化葡萄糖。百普顿发酵素使凝固蛋白化百普顿，即汋尔笃发酵素，使蔗糖化葡萄糖是。

3. 生色素　或分裂菌于繁殖地化生色素，曰色素分裂菌。如赤色球菌，生赤色素于面包。青色杆菌，生青色于乳汁脓汁，黄色酿脓球菌生黄色素是。

其他或分裂菌，生苦味辣烈性催吐物。或分裂菌，于繁殖地放磷光（如腐败海鱼）。或分裂菌，于培养地发萤石光。或分裂菌（存于土中之硝化菌），自有机性窒素阿摩尼亚，生亚硝酸硝酸，随分裂之种类，常生各种物质。

4. 致病　或分裂菌，繁殖生活体而发病，曰病原分裂菌，是与他病原不同。在体内繁殖化生毒物（或曰毒蛋白），不但害繁殖地，且多吸收而祸全身，曰传染病（详见传染病）。

三、检查法

1. 显微镜检查法　组织液疑有分裂菌时，必先用显微镜检查之。有时直接检该液之一分，得夺目的，但多不然，必施深色法。此法以少许检液，涂于盖板玻璃，俟其干燥，热之酒精灯焰上，固定涂物（盖板干燥样本）待其冷，染以色素液，染色料，常用亚尔加里性美起林青溶液，一名雷夫来儿氏液，或石炭酸，酸夫苦心溶液，一名梯儿氏液。然染或分裂菌，必用特别法。其法先以阿尼林油水，和羢痕梯阿那紫，或夫苦心浓厚酒精溶液浓者染之，次之稀酸及酒精，或沃度液及酒精脱色（羢拉姆氏法），此时惟分裂菌保其色，得见之。

2. 培养法　欲检分裂菌之发育及性质，必须培养之，其法有二。

子　平板培养法　以含分裂菌液，混合温暖胶质，或寒天培养液，使平均分配，次敷之于玻璃板上，培养液冷后凝结为固体，分裂菌或芽胞各繁殖成多数集落，现各种状态。

丑　穿刺培养法　以白金线取平板培养法集落之一分，植之煮熟马铃薯，或胶质板，或试验管内凝固培养基，则得纯粹培养。

培养时所用器具，先须热之以杀菌，培养基，用肉水、百普顿胶质、肉水百普顿寒天、百普顿水、血清、鸡卵、牛乳、熟马铃薯等。既植分裂菌之板、马铃薯、试验管等，或保室温，或入孵卵器，与以适宜温度。

3. 接种法　欲检分裂菌之作用，必接种于动物，其法取培养分裂菌，或注入兔犬鼠鸟之皮下、血管、内脏等，或使吸入之，或混于食物使食之，该动物有感受性，则发各种症状，与侵入时略同。然对试验之动物虽发病，对人或他动物无害者，亦不少。

丑　系状菌

系状菌乃无杆无叶无叶绿素之植物，形如长丝，多有节，屡分歧，曰霉丝丝之尖端，发育延长，成霉种而繁殖，此霉种之形成有二。

一、自霉系发生特别胚系

生霉种于其上者，其类不一。欲定其种病，可置之于面包煎，面包浸寒天，马铃薯、胶质等适宜培养基，使之发育，而以显微镜检之。

1. 姆窠儿属（头形系状菌）　胚系端生胚细胞，其中起分殖，形成无数霉种，遂破胚细胞膜而达外界。

2. 阿司百儿其儿司属　胚系端起节结状肿胀，其外侧生多系，分裂而成霉种。

3. 喷起儿林属（笔形系状菌）　胚系分歧，各系生霉种列。

4. 恶衣头姆属　胚系外形等于普通霉系，自霉系直成霉种。

寄住人身而有病之关系者，乃阿司百儿其儿司属及姆窠儿属，死物菌多，寄生菌少。一般病的作用弱，其霉种与空气共入而感染，多寄生于病变死亡组织，亦有侵入生活组织内，唤起变性、炎症、诱发坏疽、酿脓。招危笃全身病者，如肠管口腔咽头食管之食物，及死细胞之残物，外听道之异常堵塞物，肺之结核性空洞，及出血性梗部塞与扩张气管枝内。角膜之创伤，及诸部之溃疡等。寄生系状菌，则各于其部，生白色褐色黑色沉着物，间有自此侵入生活组织内，唤起坏疽、炎症、甚则入血行，转移于达远隔地者。又动物（兔）之静脉内，注入或系状菌霉种，则达诸器（肾脏）而发育，诱起炎症坏疽，发致使之全身病。又如下述皮肤寄生系状菌，则发寄生物性皮肤病，此皆系状菌病之明证也。

二、无特别胚系

因霉绞断而生霉种者，为寄生物性皮肤病（如鹅口疮）之原因，寄生皮肤表皮部，唤起组织变性，增殖炎症。培养于寒天，寒天倔里设林、胶质、马铃薯、血清等，虽能发育，其种属尚未定，形态相似，多难区别，其种类如下。

1. 奢因拉因氏，阿衣恶利翁，乃广霉系，每有中隔，末端稍狭小，多数霉种，罗列于其末端或侧枝，为白癣（秃子，癞子头）（发于小儿头上，生黄痂，并发脱毛，炎症，间发于他部，如爪是）之原因。

2. 托里喜恶喜顿登，士仑司，乃细长霉系，略分歧之末端圆形，有少数霉种，为匐行症（疹而有色），（发于有毛部及无毛部，轮状蔓延，为炎症性皮肤病）之原因。一说此菌酷似阿衣恶利翁，尚有难区别之霉种，为酷似之种属，唤起各种皮肤病（如头癣是）。

3. 米苦洛司扑弄，夫儿夫儿，有多数霉系，霉种亦多数集合而存，为癜风（亦皮肤病，生黄色至褐色斑，屡广蔓延）之原因。

4. 恶衣顿姆，阿儿皮肯司，乃多数分歧霉系，因其枝端绞断而生霉种，为鹅口疮（小儿口咽粘膜生厌白斑）之原因，恶衣头姆、拉加起司，亦与上同，一说为萌芽菌属。

寅　萌芽菌

萌芽菌一名发酵菌，或曰酿母菌。不外单细胞，生萌芽而繁殖，屡相联为念珠状。其机能，使含糖液酿发酵，生酒精，与或发酵分裂菌同。其病原关系甚少，不过寄生消化障害者之胃中，或糖尿病者之膀胱中，起发酵而已。

据近年蒲昔氏检查，或种萌芽菌，寄生皮肤、骨膜、肺、腺器等组织内，恰如放射霉菌与结核菌，唤起酿脓性炎或肉芽及结缔组织增殖。

下卷　病变论

　　所谓病变者，自内而言之，即人体之新陈代谢失常，而身体组织之构造，发生变化。自外而言之，不过为其脏腑之官能，因身体组织之变化，亦随之而发生异状，名之曰病变。然病之种类，虽变化多端，约言之，不外二种："曰退行性病变，曰进行病变"。换言之，即吾国所称之阴症与阳症是也。

　　退行病变者，即细胞生活之减衰绝灭，如坏疽、萎缩、变性等是。故与吾国此所谓三阴症者相同。进行病变者，即细胞生活之旺盛，如再生、肥大、肿疡、炎症性新生等是，故与吾国此所谓三阳症者相同。

第一篇　病变总说

　　病变总说者，即病理解剖学总说之谓者也。其学理与吾国医藉中，此谓三阴三阳之传变，升降浮沉之往来，差相近似。兹将新旧学派中之总论阴阳传变者，略举数例于下。

第一章　旧派之阴阳传变说

张石顽曰："按《灵枢》十二经（即手足三阴三阳）转注如环，岂有六经传变，只传足经，不传手经之理。如太阳传阳明，谓循经传；太阳传少阳，谓越经传；太阳传太阴，谓误下传；太阳传少阴谓表里传；太阳传厥阴，谓首尾传。因此经本虚，邪即传之，本无定例也；故伤寒有六经之传变，无脏腑之传次也。所以在太阳经有犯本者，有即入阳明之腑者，有传至阳明之经，而自经入腑者，有传至少阳之经，而入阳明之腑者。是以仲景有太阳阳明，正阳阳明，少阳阳明之别也。入腑则邪有定者，不复传次也。非但入腑不传，即太阳之犯本，少阳之入腑，俱不复传矣。是知三阳有传变，有并合，三阴有传经直入而无并合也。即有三阴经转出之阳，或传入腑，皆是邪气向衰，正气得复之候，并无厥阴复转太阳之理。此昔人所未明言也，而传足不传手之说尤为非理"。（下略）

按：吾国所谓手足十二经与六经者，自古即学说纷纭，至今仍莫衷一是，若详细分析之，虽数十万言，犹示能决，概括而言之，则一语即可破的。如此谓手足十二经者，系病理上一种归纳之方法。不外将上古时代，所有各种病症，归纳为十二大类。所谓六经者，系中古时代，一种由博返约之方法。不外将上古时代之十二类分类法，再为缩小。后新归纳为三阴三阳，共分六大类。无所谓手足之分也。总下文程氏芝田之说，于十二经之解剖，义极明显。

程芝田曰："窃观《内经》得窥轩歧之旨，不外三才五行生克之理。人身列为六经，六经分三阴三阳。太阳为开，阳明为合，少阳为枢，此为三阳也。太阴为开，少阴为枢，厥阴为合，此为三阴也。三阳为表，三阴为里，万病出入，不外六经。六经者，统手足而言也。此元气营卫所体要，寒热虚实所考征。仲景先师传述阐发，悉本《内经》，著《伤寒杂病论》，特拈六经以审万病，六经各标提纲，令人知有所问，若指南针也。亦并无手足字冠顶"（下略）。

眉批：阳枢重在出入（少阳传阳明）；阴枢重在上下（心肾交济）。

又曰："尝读仲景《伤寒论》，列六经以治百病，而手三阳三阴皆具焉。诸家俱言传足不传手，于理究未合，且仲景原文，关于心肺者居多，手足三阳三阴，皆牵连及之，余谛思其义，盖十二经俱包括无遗也"（下略）。

喜多村曰："所谓三阴三阳之病症，不过假以标明表里寒热虚实之义，非藏腑经络相配之谓也。阳刚阴柔，阳动阴静，阳热阴寒，阳实阴虚。凡病属阳属热属实者，谓之三阳；属阴属寒属虚者，谓之三阴。细而析之，则邪在表而热实者，太阳也。邪在半里半表而热实者，少阳也。邪入胃而热实者，阳明也。又在表而虚寒者，少阴也。邪在半表半里而虚寒者，厥阴也。邪入胃而虚寒者，太阴也。若表热甚而里亦化热，里虽热而病未入胃，尚属太阳。表寒甚而里亦化寒，里虽寒而病未入胃，尚属少阴。究少阳与厥阴共病，羁留于半表里间之代名词也。不论表里寒热，病入于胃者，谓之太阴阳明。盖六经为病之总结，阳则太阳阳明少阳，阴则太阴少阴厥阴。但阳则动而相传，阴则静而不传。至其传变，则太阳与少阴为表里，少阳与厥阴为表里；阳明与太阴为表里。是以太阳虚则是少阴，少阴实则是太阳，少阳虚则是厥阴，厥阴实则是少阳，阳明虚则是太阴，太阴实则是阳明，乃病变传化之定理，三阴三阳等之大略也"。

第二章　新派之阴阳传变说

汤本求真曰："阴阳之阴，即阴症之谓，为消极的及寒性之意；病势沉伏，而难于发显，脉象沉迟、沉弱、沉细、沉微、无力，有恶寒厥冷等症"。

"阳即阳症，为积极的及热性之义。病势发扬开显，脉亦如之，其象为浮数、浮大、滑大、洪大，多发热。阴症与阳症既全相反对，判若宵壤，故不得不严密区别之"。

"假令同一疾病，当由其症之属阴属阳，而异其治法。如当感冒之有症为阴症时，其发表药，宜投以有热性、发扬性之附子细辛，处以桂枝加附子汤，麻黄附子细辛汤等方。如为阳症，则宜配冷性、沉降性之石膏，处以葛根汤加石膏，小青龙汤加石膏等方。若不依此法则，以不加附子细辛之桂枝汤，麻黄汤与阴症，以不含石膏之葛根汤，小青龙汤治阳症，则不特不能愈病，反使其病增剧"（下略）。

渡边熙曰："阴阳之术语，非止东洋然。希腊古代之罗甸民族间，亦有与东洋全一致之哲学，非只此也。即如五行说之行，亦东西相同。此等遗习在西洋，为欧洲文明之基础，成为日常之词，或为名词之冠词，或为万物，或如男女，皆以阴阳区别之。即如现代科学之昌明，亦以此词为积极加减，或分为阳性阴性而用之。东洋之太古上古，历代之伟大圣贤，其说明病理之原理，（哲学的）亦以阴阳为基础，解释实在现象而使用之。现代欧洲尽名词之性质，亦以阴阳为代表，即我邦（按：即日本）如动植物，亦以阳性阴性区别之，甚至于石类亦然"。

"故此阴阳之名词，科学亦作用之，其实乃哲学之语，但为考究及观察计，实非规求科学之词也。故未得充分了解，即只阴阳两字，亦难以解释。然东洋太古上古之圣贤，其辨别症候，说明病理病源，皆以阴阳为根本"。

阴（寒）　　（里）邪　　（痛）有微剧之分

阳（热）　　（表）邪　　（热）有深浅之别

例如邪之自表入里者，谓之并病，即如感冒与胃炎。有表里合病者，例如肠热病，病邪在肠部，而热毒现于皮肤之神经系统。有里寒而挟表热者，例如胸水与腹水。有日晡潮热，有邪热（感冒性热）与血热（毒素性热）合并者，此谓合热。例如肝脾肥大，皮肤苍白，常起贫血性皮肤冷部。有表热里寒者，例如肠胃炎、胃溃疡等而衰弱者也。

以上六条，皆邪气之错杂者。治之之法：病三阳者，宜先治表而后治里；病三阴者，当先温里而后救表。若误之，则为医反，或犯逆，此为坏病，即经过不规则，难以治疗也。

如以上所述，虽症候与哲学之病理，同时并论，而随附处方，唯只以阴阳，故未能充分，何则？盖病之部位尚漠然，难以指出局部故也。兹更将局部区别之于下。

一、三阴三阳之字义（即六部位）

六部位者，将三阴三阳，当人体而命名，即东洋医学之病理解剖的说明也。

粟园曰："（浅田宗伯）人之无病为正，失正则为邪。邪有阴阳，阴阳分之为三阴三阳，此为六部位。六部位者何，曰热在表为太阳，在表里之间为少阳，在里为阳明，在寒脏（内脏之意）为太阴，感于表里为少阴，迫于内外，则为厥阴"。

按其论疾病，而以三阴三阳者，与现代医学之述病理解剖的理论，将名称取于易之阴阳，而示其部位，阴阳各三，而后定六经。以论病症之深浅微剧，则成三阴三阳，区别之如下：

1. 太阳　其热浅，故在表而发热恶寒，例如流行性感冒。

2. 阳明　其热深，故在里而不恶寒，例如胃病或肠病，但恶热潮热。

3. 少阳　在表里之间，故往来寒热，例如肋膜炎。

4. 太阴　其热微也，故虽吐利而不渴，手足温，例如轻微之胃肠病。

5. 少阴　在微剧之间，故自下而渴，手足厥冷，例如感冒、胃肠炎、或乳癌。

6. 厥阴　其寒剧，故烦燥消渴，身体厥逆，例如肠结核之末期。

二、三阴三阳之根据

以处方为中心，而开拓之和汉医学，欲定其主治方针，对于疾病之症候，必先有病理之根据。譬之无论何种病理，若不达原因之理由，则不能规求主证。主证既不分明，则不能定治疗方针及处方，此当然之理也。主证者，即抽出症候中最重要之证候也。故和汉医学之病理，三阴三阳者，不可不知也。例如欲治感冒，亦当依感冒之性质及时期，始能对症用药。即东洋自二千年之太古，则有秩序整然之规。非若现代西洋医学，一诊患者，则以私意处方，其根本全然不同。以东洋医学自后汉张仲景以降，经历代先哲之集验，即有方名处方，及一定之方则。故诊治病者，必以先哲所定之法则，据其病理，定其主证，而后选择处方。故所谓和汉医学之病理，根本三阴三阳者，不可不知也。爰时昭和二年（即民国十六年）十一月在大阪创办之东洋和汉医学讲习会，根据科学所讲之三阴三阳，述之于下。

当余创主证治疗医学之时，则豫定必欲将三阴三阳，用科学之解释以为快。故取本会所供览之中西深斋，山田正珍及多纪诸家之伤寒论，其他再取诸子百家之讲义录为参考，然因古音汉文字义争说纷纷。如上古伟人之达观，能与现代之细胞学、胎生学、细菌学，血清学、中毒学等之原理相一致，及至中世纪诸子百家之言，不能了解上古伟人之达观。如孙思邈于《千金方》一节曰："读方三年，天下无不治之病；后诊病三年，天下无可治之病"。悲哉！以当时之细胞学血清学等之学问，不得如现代之阐明，故有如斯之叹也。至于今日，能解千古圣贤之格言者，岂非现代科学进步之惠赐乎。

三阴三阳，于东洋医学上，有纯粹哲学的说明病理解剖学。将此以现代医学对照之，竟有与胎生学适合之奇遇。例如现代医学，所谓肺与痔之关系，小肠与尿利之关系；其在胎生学上，一则肺者胎生之始，由消化管所发生之系统，一则小肠碎绞泽汁，为推尿利之（荷尔蒙）此三宅一之博士所发见也。如此，上古以哲学的所表示者，依现代之科学，有能渐渐之发见之倾向。故余将三阴三阳，以胎生学为根据，且依晚之太极学，以现代之胎生学、细胞之分裂繁殖为证据而说明之。

三、胎生学受精细胞分裂与太极说之比较研究

现代西洋科学之祖先，希腊时代先哲之起始，皆与中国太古之哲学相一致。例如中国太古易学之太极说，与今日科学之根源相同。盖易学为东洋哲学之学术，亦即和汉医学之根源也。古者以易施政事，行军航海，建筑土木，即如数学，亦莫不基之。太极说："太极本无极，以0（零）示无极，无极而太极；太极动而阳生，动极而静，静极复动；一动一静，互为其根；分阴分阳，两仪立焉。阳变阴合（与阳精虫侵入阴细胞同）而生水火木金土（即人体内脏与五行对称），五气顺布，四时行焉，五行亦一阴阳也。阴阳一太极也，五行之生也，各一其性，无极之真；二（阴阳）五（五行）之精，妙合而凝，乾道成男，坤道成女，二气交感，生万物，万物生生，而变化无穷"。此谓由无机物而生有机物之大意也。

夫中国太古之哲学，与希腊上古之哲学，其出发点既相同。即如今日吾人新研究之化学、电气学、细胞学、胎生学等，莫不根于太极说。结果，哲学之根源，

尚必与科学之原理符合，故予取三阴三阳，以胎生学之原则为解释，其决非无稽之言也，信无疑义也。试将哲学之太极说，与胎生学之细胞分裂模样对照之，即原始细胞（男性精虫细胞）动与孃细胞会合，成为受精细胞；更以二四六之分裂作用，成无数之细胞，后渐进化而动物体。如斯分裂作用，若达八个以上，则多数细胞中，分为大小二种之细胞群而类集，此人体之所以构成也。然此非今日之发见，盖东洋自一千数百年前，隋之大业六年，大医学博士巢氏，受皇帝之敕令，新编纂之病源候论，有人体由八万虫所共成，若无此虫，则不能成立人身。云云。由是考察人身，即细胞分裂繁殖新构成之佐证。爰将现代胎生新举之蛞蝓、鱼卵而述之。

子　为鱼卵之表面，与鱼卵之断面。

其周围大方形之细胞裂，称为植物性极，在外围者为卵白，内围者属卵黄，为小形细胞，称为动物性极，分裂不等，且极迅速。

丑　为蛙卵之分裂期

其细胞分裂极旺盛，亦为大小不等之分裂，此细胞亦依天然遗传素因之嗜好，而摄取荣养分。例如多采钙类者，以充骨质之构成，多取蛋白质者，以形成肌肉也。

寅　中胚叶之初生。

同时彼等诸多细胞，如由大小内外二列，变为三列之细胞群，成为胚叶之形，初由内外二叶，而中胚叶窒之细胞，则窜出自成中胚叶。

卯　原肠之形成

总之举凡动物上至人间，下至蛞蝓，鱼人自卵至胎生时，其在内之卵黄，皆翻出于外，在外之卵白，均移入于内，而为肠原，或成新生植物性等形，旁生种种内脏，反之卵黄在外，成脑神经系统，皮肤系统，及其他内脏。

辰　胎生学之原则

1. 外板（卵黄）
   - 皮肤系统、爪、泌尿器；
   - 神经系统、生殖器；
   - 视神经、听神经。

   此属太阳病。例如听神经之病，以发汗发散之剂可愈，皮肤亦然。

2. 中板
   - 体腔、肋膜、腹膜、心脏、软骨、硬骨（支柱）；
   - 血液、胃幽门、喉头、肺胞之外围；
   - 筋肉、眼角膜、眼筋。

   属少阳病。

3. 内板
   - 前肠
     - 口腔、舌、扁桃腺、胸腺、脺、肝；
     - 食道、横膈膜、胃、肺胞之内部。
   - 后肠
     - 小肠之部、（盲肠部）、肾脏；
     - 大肠、直肠、膀胱。

   属阳明病。

巳　人胎长五脏之标本

脑下垂体、舌、咽喉、肺基础、胃、肝、脟、消化管、膀胱、肾系、肾芽、肛门膜、尿囊，卵黄长管。

午　人胎消化管之前肠

（眼胞里特氏窦，咽喉膜、下颚突起、第四腮囊、脊索）前肠之起始，（口腔、咽喉、食道、胃、小肠）后肠则引续于此，而生盲肠及大肠直肠。

若将人胎之消化管为中心，表示诸内脏发生之模样，如（巳）其卵黄肠管部与（午）之咽喉膜二者，即内板与外板之连盖，如（卯）之翻转，而变成（巳）内脏者也。由此，可知诸内脏者，由胎生学之"内中外"叶（板）所发生。而东洋医学之三部位（三阴三阳）得能配合，可谓东洋自古代，即能看透细胞学矣。（易之太极说、仲景之三阴三阳论、隋之病源候论）尝谓汉法医学，极荒诞，极颠顸，焉知自数千年以前，即有如此细胞学之理论。且如今最新之血清血学（毒素）亦得分明，孰谓古说荒诞颠顸耶？准如此说，凡欲定处方之准则者，可由三阴三阳之病理、症候，而断其适合与否；视其要点而行处方治法，苟其观察治疗，毫厘不差，则效如桴鼓，病可立解矣。

第二篇　病变分说

夫疾病之变化，虽千端万绪，然概括而言之，亦不外乎三阴三阳。三阴三阳者，吾国医学中之病理根本也。仲师之《伤寒论》即以此为基础，讲述一般之疾病。不仅伤寒病，即各种疾病，亦当先鉴定其病变，现属于三阴三阳之何部？此即鉴别疾病之轻重及部位也。若除却此三阴三阳，则吾国之古医学，实无适当之方法，可以理解矣。兹分类析述之。

子　太阳经类

第一章　太阳经之主证

第一节　太阳之为病

太阳之为病，脉浮，头项强痛而恶寒。(1)

笔记

汤本求真曰："论何种病症，若脉浮头项强痛时，即得以之为太阳病。而实示太阳病之大纲也"。脉浮者，为血液充盈于浅，在动脉之候。

夫头痛项强者，头部、项部及其他本部，血液充盈之度强而为凝滞之所致。恶寒者，将欲发热而不发热之征也。是以太阳病者，为病毒集中于上半身之体表，则治用发汗解热剂，俾由汗腺排除之于外。然病者之体质，各不相等，故在处方之际，自亦随之而异也。

注释

太者，过也。阳者，阳气也。阳气盛于表位，故曰太阳属表。其病之脉，轻轻以手指按其寸关尺三部，即觉脉跳动，是曰浮脉，乃太阳主表证之脉象。至其局部证候，则为头项强痛，而全身之证候则为恶寒也。

恶寒为血液收缩为浅，在静脉之候。发热者，为血管起反应也。

太阳 { 中风，发热为阳。
伤寒（阴） { 阴中之阴，阴未发热。
阴中之阳，阳已发热。

三阳热侯 { 太阳恶寒发热；
阳明发热不恶寒；
少阳寒热往来。

恶风者，乃因风能障碍皮肤之放散能力故也。中风伤寒之所以发兮者。

眉批： 动脉大抵在内为多，静脉在外为多。古人于脉阴阳俱紧，有言上下之分，有言左右者，有云内外者，皆不若奥氏解理充足也。

太阳病，发热，汗出，恶风，脉缓者，名为中风。(2)

笔记

张石顽曰："上条但言脉浮恶寒，而未辨其风寒营卫。此条即言脉浮缓，发热自汗而始识其风伤卫也"。风属阳从卫而入，经云："阳者，卫外而为固也"。今卫疏，故自汗出而脉缓。

汪琥曰："中风非东垣所云：中腑中脏中血脉之谓。盖中字与伤字同意，仲景论中，不直言伤风者，恐后学不察，以咳嗽鼻塞声重之伤风，混同立论，故以中字别之也"。

脉缓当作浮缓看，浮是太阳病，缓是中风脉。

注释

太阳病发热汗出，恶风脉缓者，必浮而兼缓也。盖太阳病并非高热，故脉浮而缓也。名为中风者，非指中风不语等而言，乃太阳病之一种。风邪也，风者阳也，虚邪也。故伤寒阴性，中风阳。中风虚性中风也，为外伤；至中风不语等系内伤也。

太阳病之发热，即体温增高，超过37度半以上，乃体内各组织（筋肉腺体脏器等），起酸化（烁烧）作用。所谓从阳化热，从阴化寒。自汗者，皮肤与肺脏起放散用，皮肤疏松之故。脉缓者，自汗时乃温放散，内不紧张故也。恶风者，乃皮肤放散之故，倘偶一见风，则皮毛汗腺即收缩，使汗闭而不能出也。名为中风者，中风乃假定之辞，故言阳邪，虚性等皆可也。

岐黄之术自有传承

眉批：

阴阳——代表。血气——实质。营卫——功能。风寒。轻重。虚实。

风寒者病者病因也。

营卫者脏腑之病灶也。

呕逆乃局部症状发热恶寒，体痛全身病状也。

中风之体不痛者，以邪由汗腺发散。

太阳病，或已发热，或未发热，必恶寒，体痛，呕逆，脉阴阳俱紧者，名曰伤寒。（3）

注释

奥田氏[①]曰："此章全体之意，乃关于在太阳地位起始之病中。如前章良性者外，尚有其证深剧恶性之一种；此于其初，不问已发热与未发热，不仅现恶寒，且头项及诸身体诸部疼痛，复呕逆，脉为阴症阳，同时俱紧[②]者也，称此为伤寒"。

又曰第一节，以太阳病之总大纲为经。第二第三节，以中风伤之总大目为纬。

补充

阴阳俱紧，即云未发热为阴，已发热为阳症。

———————————

① 奥田氏：白人也。

② 脉阴阳俱紧：伤寒邪不能由汗出而反入里，故体痛作呕，呕逆皆胃气上逆不降，故不顺也。阴阳者虚实也。古人解释脉阴阳俱紧，有言上下之分，有言左右者，有云内外者，皆莫若奥氏之详也。

太阳病或已发热，或未发热，然必恶寒者，为血液收缩，邪不能由汗出也。体痛者，乃表在性脉管膨大，压迫神经所致。呕逆者，胃气不下降而作呕也。称逆者，气不顺也。脉阴阳俱紧者，指发热与未发热而言也。

太阳病，发热而渴，不恶寒者为温病。若发汗已，身灼热者，名风温。(6)

笔记： 原讲义无注释，另补如下。

陈按： 此条对2、3条的鉴别而设。

尤在泾曰："此温病之的证也。温病者，冬春之月，温暖太甚，所谓非时之暖，人感之而即病者也。此正是伤寒对照处，伤寒变乃成热，故必传经而后渴；温邪不待传变，故在太阳而即渴也。伤寒阳为寒郁，故身发热而恶寒；温病阳为邪引，故发热而不恶寒也"。又曰："伤寒邪伤在表，汗之则邪去而热已；风温，温与风得，汗之则风去而温胜，故身灼热也"。

徐洄溪曰："发热而渴，少阴津液先亏，病在太阳。反不恶寒，明是温病，而非伤寒矣"。

第二节 桂枝汤之脉证

太阳中风，阳浮而阴弱，阳浮者，热自发；阴弱

者，汗自出，啬啬①恶寒，淅淅②恶风，翕翕③发热，鼻乾呕者，桂枝汤主之。（12）

笔记

成无己曰："阳以候卫，阴以候荣。阳脉浮者，卫中风也；阴脉弱者，荣气弱也。风并于卫，则卫实而荣虚，故发热汗自出也。经曰：太阳病，发热汗出者，此为荣弱卫强者是也。啬啬者，不足也，恶寒之貌也。淅淅者，洒淅也，恶风之貌也。卫虚则恶风，荣虚则恶寒，荣弱卫强，恶寒复恶风者，以自汗出，则皮肤缓，腠理疏，是亦恶风也。翕翕者，然而热也，若合羽所覆，言热在表也。鼻鸣④干呕者，风拥而气逆也。与桂枝汤和荣卫而散风邪也"。

桂枝汤⑤方

桂枝三两　芍药三两　甘草二两　生姜三两　大枣十二枚

上五味，㕮咀。以水七升，微火煮取三升，去滓，适寒温，服一升。服已，须臾，歠热粥一升余以助药力。

---

① 啬啬：紧缩之貌。
② 淅淅：灌水之貌。
③ 翕翕：郁发之貌。
④ 鼻鸣：呼吸有鼻声。
⑤ 桂枝汤与西医用阿司匹林功效方法组织诚相符合。阿司匹林主要成份：一（水杨酸即桎柳）发散力大。二（醋酸即醋）收敛。三（乳糖即糖甘缓）其又名醋柳酸。

阳浮而阴弱：在外之脉充实，内之脉虚也。

眉批：

太阳病，头痛，发热，汗出，恶风，桂枝汤主之。(13)

笔记

成无己曰："头痛者，太阳也。发热汗出恶风者，中风者也。与桂枝汤解散风邪"。

按：陈修园所云："不问其中风伤寒杂症，但见此病，即用此方"。于仲景立方之通例，揭出无遗，真善读仲景书者。

桂枝汤歌括

发热自汗是伤风，桂草生姜芍枣逢，头痛项强浮缓脉，必须稀粥合成功。

太阳病，外证未解，脉浮弱者，当以汗解，宜桂枝汤。(42)

笔记

柯琴曰："此条是桂枝本脉"。明脉为主，今人辨脉不明，故于症不合，伤寒中杂症，皆有外症：太阳主表，表症统于太阳，然必脉浮弱者，可用此解外。如但浮不弱，或浮而紧者，便是麻症要知本方，只主外症之虚者。

太阳病，外证未解，不可下也，下之为逆。欲解外者，宜桂枝汤。(44)

笔记

柯琴曰：外证初起，有麻黄桂枝之分，如当解未解时，惟桂枝汤可用，故桂汤为伤寒中风解外之总方。凡脉浮弱，汗自出，而表不解者，咸得而主之也，即阳明病脉迟，汗出多者宜之，太阴病脉浮者亦宜之，则知诸经外证之虚者，咸得同太阳未解之治法，又可见桂枝汤不专为太阳用矣。

陈按：柯琴论桂枝汤方至为广泛，打破后人麻黄汤仅治伤寒，桂枝汤仅治中风的狭小范围，阐明仲师方药真义，让后人即知一般法度，又能灵活运用。

病常自汗出者，此为荣气和，荣气和者，外不谐，以卫气不共荣气和谐故尔。以荣行脉中，卫行脉外，复发其汗，荣卫和则愈，宜桂枝汤。(53)

笔记

尤在泾曰："此即前条阴弱者，汗自出之意而发明之，谓荣未病而和，则汗液自通。卫中风而不谐，则阴气失护，宜其汗常自出也。夫荣与卫，常相和谐者也，荣行脉中，为卫之守；行脉外，为荣之护，何有发热恶寒之症哉。惟卫得风而自强，荣无邪而反弱，邪正不同，强弱异等，虽欲和谐，不可得矣。故曰荣气和者外不谐也，不谐则岂特卫病而已哉。故欲荣之安，必和其卫，欲卫之和，必逐其风，是宜桂枝汤助阳取汗，汗出则邪去而卫和，卫和则荣不受扰而愈"。

太阳病，发热汗出者，此为荣弱卫强，故使汗出，欲救邪风者，宜桂枝汤。（95）

笔记

尤在泾曰："此即前条卫不谐荣自和之意，而申其说。救风邪者，救卫气风邪所扰也。然仲景荣弱卫强之说，不过发明所以发热汗出之故。后人不察，遂有风并于卫，卫实而荣虚，寒中于荣，荣实而卫虚之说，不知邪气之来，自皮毛而入肌肉，无论中风伤寒，未有不及于卫者，其甚者，乃并伤于荣耳。郭白云所谓涉卫中营者是也"。

病人脏无他病，时发热，自汗出，而不愈者，此卫气不和也。先其时发汗则愈，宜桂枝汤。（54）

笔记

张石顽曰："里无他病，而表中风邪，汗出不愈者，必是卫气不和之故，设入于营，则里已近灾，未可宴然称无病矣。时发热者，有时发热，有时不发热，故先于未发热时，用解肌之法也"。

按： 程应旄云："桂枝本为解肌之剂。而有时云发汗者何也？以其能助卫气升腾，使正气而宣汗出，与麻黄汤逐邪气，使汗从外泄者不同"。其理亦通。

第三节　桂枝汤之禁忌

桂枝本为解肌，若其人脉浮紧，发热汗不出者，不可与之也。常须识此，勿令误也。(16)

笔记

程应旄曰："可与不可与，在毫厘疑似之间。误多失之于仓卒，须常将营卫之分别处，两两相形，两两互勘，阴阳不悖，虚实了明，方不临时令误耳。不以桂枝误治，脉浮紧，汗不出之伤寒，自不致以麻黄误治，脉浮缓汗自出之中风矣"。

若酒客病，不可与桂枝汤，得汤则呕，以酒客不喜甘故也。(17)

凡服桂枝汤吐者，其后必吐脓血也。(19)

笔记

成无己曰；"酒客内热，喜辛而恶甘，桂枝汤甘，酒客得之，则中满而呕"。又《金鉴》曰："凡酒客得桂枝而呕者，以辛甘之品，能动热助涌故也；若其人内热素盛，服桂枝汤又不即时呕出，则益助其热，所以其后必吐脓血也。然亦有不吐脓血者，则是伤者轻，而热不甚也"。

伤寒脉浮，自汗出，小便数，心烦，微恶寒，脚挛急，反与桂枝汤，欲攻其表，此误也。得之便厥。(29)。

笔记

张石顽曰："此阳虚营卫俱伤，误用桂枝，治风遗寒，治表遗里之变症也。脉浮自汗，固为在表之风邪，而小便数心烦，则邪又在里，加以微恶寒，则在里为寒邪，更加脚挛急，则寒邪颇重矣，乃用桂枝独治其表，则阳愈虚，阴愈无制，故得之便厥也"。

第四节　麻黄汤之脉症

太阳病，头痛发热，身疼，腰痛，骨节疼痛，恶风，无汗而喘者，麻黄汤主之。(35)

笔记

汤本求真曰："凡人之体质，千差万别，不能逆睹；若穷极之，可分为二大别，其一皮肤粗疏而弛缓，有此禀赋之人，若罹太阳病时，必具脉浮弱、自汗等之症状，当以桂枝为主药之桂枝汤以治之，其一为皮肤致密紧张者，有此体质，若侵入太阳病，则脉现浮紧，无汗等之症候，故以麻黄为主药之麻黄汤疗之则愈"。

又曰："本方与桂枝汤，虽同为太阳病之治剂，然如既述之桂枝汤症为皮肤弛纵，而汗自出者，即水毒不郁滞于体表，身体非不疼痛，不致剧烈。又此毒不迫于呼吸器，故不喘，而本方症因皮肤致密而紧张，汗不出，故排泄被阻止，于是水毒迫于筋肉或关节，致成身疼腰痛，骨节疼痛，侵入呼吸器而作喘也。由是观之，仅有汗出与不出之异，即生毫厘之差，故诊断时常宜牢记于心，不可误也"。

太阳病，脉浮紧、无汗、发热、身疼痛，八九日不解，表证仍在，此当发其汗。服药已微除，其人发烦目瞑，剧者必衄，衄乃解。所以然者，阳气重故也。麻黄汤主之。（46）

笔记

熊鸣旭曰："此太阳病伤寒八九日，而证不解，则仍服麻黄汤以发其汗，固为对症之治法矣。然亦有服药后，而外症未除，其人因病期太久，经脉之充血过旺，一旦开其排泄之道，头部血压，反形微亢，神经不舒，故发烦也，鼻内粘膜甚薄，易受血压之损伤，血即由破痕分别而出，是为衄血之现象。前言太阳病，初服桂枝汤，反烦不解者，先刺风池风府，却与桂枝汤则愈。学者须先知此衄，乃天然之针刺，故亦有因衄而解者也，其不解者，仍宜以麻黄汤主之"。

脉浮者，病在表，可发汗，宜麻黄汤。（51）。

笔记

柯韵伯曰："前条论证，此条论脉；言浮而不言迟弱者，是浮而有力也；然必审其热在表乃可用，若浮而大，有热属脏者，当攻之，不令发汗矣；若浮数而痛，偏于一处者，身虽痛，不可发汗"。

麻黄汤歌括：太阳脉紧喘无汗，身痛腰疼必恶寒，麻黄为君甘杏佐，邪从汗散一时安。

脉浮而数者，可发汗，宜麻黄汤。(52)
笔记

柯韵伯曰："数者急也，即紧也；紧则为寒，指受寒而言；数则为热，指发热而言；辞虽异而意则同；故脉浮紧者，即是麻黄症"。

伤寒脉浮紧，不发汗，因致衄者，麻黄汤主之。(55)
笔记

成无己曰："伤寒脉浮紧，邪在表也；当与麻黄汤发汗，若不发汗，则邪无从出，壅塞于经，迫血妄行，因致衄也"。

第五节 大青龙汤之脉症

太阳中风，脉浮紧，发热恶寒，身疼痛，不汗出而烦躁者，大青龙汤主之。(38)
笔记

柯韵伯曰："盖仲景凭脉辨症，只审虚实。故不论中风伤寒，脉之缓紧，但于指下有力者为实，脉弱无力者为虚。不汗出而烦燥者为实，汗出而烦躁者为虚；症在太阳而烦燥者为实，症在少阳而烦燥者为虚。实者可服大青龙汤，虚者不可服，此最易知也"。

又《活人书》曰："大青龙治病，与麻黄相似，但病尤重，而又加烦躁者，为用此汤之指南，宜复无异议矣"。

大青龙汤方

麻黄（去节，六两）　桂枝（去皮，二两）　甘草（炙，二两）　杏仁（去皮尖，四十枚）　生姜（切，三两）　大枣（擘，十枚）　石膏（如鸡子大，碎）

上七味，以水九升，先煮麻黄，减二升，去上沫，内诸药，煮取三升，去滓，温服一升，取微似汗，汗出多者，温粉粉之。一服汗者，停后服，若复服，汗多亡阳，遂虚，恶风烦躁，不得眠也。

附桂枝二越婢一汤之脉证

太阳病，发热恶寒，热多寒少，脉微弱者，此无阳也。不可发汗，宜桂枝二越婢一汤。（27）

笔记

尤在泾曰："无阳与亡阳不同；亡阳者，阳外亡而不守也，其根在肾；无阳者，阳内竭而不用也，其原在胃。发热恶寒，热多寒少，病须得汗而解，脉微弱则阳无气矣。阳者津液之根，尤水之气也；无气则水不至，无阳则津不化而汗之源绝矣"。虽发之其可得乎，故用桂枝二分生化阴阳，越婢一分，发散邪气，设得小汗，其邪必解，乃伤寒发汗之变法也。

桂枝二越婢一汤方

桂枝（去皮）　芍药　麻黄　甘草（炙，各十八铢）　大枣（擘，四枚）　生姜（切，一两二铢）　石膏（碎，绵裹，二十四铢）

上七味，以水五升，煮麻黄一二沸，去上沫，内诸药，煮取二升，去滓，温服一升。

桂枝二越婢一汤歌括：热多寒少脉微弱，多治热兮寒治略，芍桂麻膏甘枣姜，桂枝越婢善裁度。

桂枝麻黄各半汤之脉证

太阳病，得之八九日，如疟状，发热恶寒，热多寒少，其人不呕，清便欲自可，一日二三度发。脉微缓者，为欲愈也；脉微而恶寒者，此阴阳俱虚，不可更发汗、更下、更吐也；面色反有热色者，未欲解也，以其不能得小汗出，身必痒，宜桂枝麻黄各半汤。(23)

笔记

张石顽曰："太阳病，得之八九日，如疟状，发热恶寒，热多寒少，不呕，清便欲自可，一日二三度发，脉缓者为欲愈，此一节乃表和无病。而脉微邪气微缓也，阴阳相等，脉症皆同也，问安之兆，可不待汗而欲愈。若脉微而恶寒者，此阴阳俱虚，不可更汗更下更吐也，此一节宜温之。若面上反有赤色者，未欲解也，以不得小汗出，其身必痒，桂枝麻黄各半汤，此一节必待汗而解也"。

桂枝麻黄各半汤方

桂枝（去皮，一两十六铢）　　芍药　生姜（切）甘草（炙）　麻黄（去节，各一两）　　大枣（擘，四枚）　杏仁（汤浸去皮尖及两仁者，二十四枚）

上七味，以水五升，先煮麻黄一二沸，去上沫。内诸药，煮取一升八合，去滓，温服六合，合论桂枝麻黄汤各半汤，桂枝二麻黄一汤，桂枝二越婢一汤三方。

按：桂枝麻黄汤各半汤，桂枝二麻黄一汤，桂枝二越婢一汤三方并两方，合用乃古之所谓复方也。细审其制桂枝麻黄汤各半汤，助正之力，侔于散邪。桂枝二麻黄一汤，则助正之力，多而散邪之力少，于法为较和矣。其桂枝二越婢一汤，本无热证而加石膏者，以其人无阳，津液不足，不胜桂枝之任，故加甘寒于内，少变辛温之性，且滋津液之用，而其方制之小，示微发于不发之中，则三方如一方也。故桂枝汤不特发散邪气，亦能补助正气，以其方甘酸辛合用，具生阳化阴之妙，与麻黄合剂，则能尽麻黄之力，而并去其悍，与石膏同用，则能资石膏之益而挠乎。权是虽麻石并行，而实以桂枝为主，盖非滋养营卫，则无以发汗散邪之地耳。凡正气不足，邪气示微，而仍须得汗而解者，宜于此三方取则焉。后人不能尽桂枝之用，而求之人参归地之属，立意则同，而用药悬殊矣。

太阳中风，脉浮紧，发热，恶寒，身疼痛，不汗出而烦躁者，大青龙汤主之。(38)

伤寒，脉浮缓，身不疼，但重，乍有轻时，无少阴证者，大青龙汤发之。(39)

笔记

和久田曰："此症为有少阴真武汤相似处之伤寒，就前之中风不剧，而明其反深也；然此但身重一症可疑，故名曰伤寒。而用大青龙汤也，少阴真武症者，四肢沉重疼痛，然此症身不疼但重，乍有轻时，则非有里水所致之重可知也，是邪之隐伏于肌肉间而未发，大青龙汤为发肌表之水邪，及邪气之主方，即辨如前。今若详审无火少阴真武症，故当大青龙汤发隐伏之邪气，可自汗出之，不曰主之，而曰发之，可知此汤发汗之主剂矣"。

大青龙歌括：浮紧恶寒兼发热，身疼烦躁汗难彻，麻黄桂杏甘草姜，石膏助势青龙剂。

陈按： 39 条较 38 条重属阴性。

第六节　大青龙汤之禁忌

若脉微弱，汗出恶风者，不可服之。服之则厥逆、

筋惕肉瞤，此为逆也。(38)

笔记

程应旄曰："此汤非为烦躁设，为不汗之烦躁设；若脉微弱，汗出恶风者，虽有烦躁症，乃少阴亡阳之象，全非汗不出而郁蒸者比也"。

第七节　发汗剂之禁忌

咽喉干燥者，不可发汗。(83)

笔记

成无己曰："咽喉干燥者，津液不足也"。

又汤本氏曰："咽喉干者，为该部体液缺乏之结果，不宜更夺取之，此发汗疗法，在所禁忌，如肺结核、喉头结核者，均准此例"。

眉批： 咽喉干燥有内伤外感之别，然皆有疑似症候，若真正麻黄症等，则无咽喉干燥也。然肺结核等为内伤外感之咽喉干燥，皆为津液不足故也。

治法： 咽喉干燥（外感）宜清散，内伤宜清补。肺结核由虚劳症，喉头结核亦名喉癣，宜清补。

淋家，不可发汗；发汗必便血。(84)

笔记

成无己曰："膀胱里热则淋，反以汤药发汗，亡耗津液，增益客热①，膀胱虚②则便血"。

又汤本氏曰："淋家为膀胱尿道有疾患病者，便血，血尿也"。

疮家，虽身疼痛，不可发汗，汗出则痉。（85）

笔记

汤本氏曰："疮家③有二说，有谓因切割术而成贫血者，有谓患附骨疽、骨疡、溃疡、久排脓血者，未有定说，然减少血液，组织液则一也"。

又云："虽身疼痛，此症类似麻黄症之身疼痛，恐医有失误之虞，故特加不可发汗也。本条之痉④，与葛根条之刚痉异，由发汗益亡失，既虚乏之体液，筋肉之营养失调所致"。

衄家，不可发汗，汗出必额上陷，脉急紧，直视不能眴，不得眠。（86）

笔记

张石顽曰："久惯衄家，清阳之气素伤，更发其汗，以虚其虚，则两额动脉必陷，故眥急不能卒视，不得眠，盖目与额，皆阳明部分也。此与伤寒脉浮紧，不发

---

① 客热病邪也。
② 膀胱虚则必便血此不定指尿血，系指尿分浑浊也。
③ 凡外科之病皆曰疮。然从俗之言疮者，是疮之谓也。
④ 痉：此痉字即筋惕肉瞤。至刚痉即今所谓脑脊髓膜炎也。

汗因致衄者，虚实悬殊，不可不辨"。

眉批：

凡虚人额上多出汗者。

前条所言伤寒脉急紧不发汗，因致衄者指实性言，故宜麻黄汤。而此衄者指虚性言也，故不可发汗。

亡血家，不可发汗，发汗则寒慄而振。(87)

笔记

《针经》曰："夺血者无汗，夺汗者无血，亡血发汗，则阴阳俱虚。故寒栗而振摇"。

眉批：亡血者指胃出血、牙出血、便血等，凡出血之谓也，大抵均属虚性也。失血汗受损误汗者，血受损。

汗家，重发汗，必恍惚心乱，小便已阴疼。(88)

笔记

张石顽曰："平素多汗，更发其汗，则心脏之血伤，而心神恍惚，膀胱之血亦伤，而小便已，阴疼也"。

病人有寒，复发汗，胃中冷，必吐蚘。(89)

笔记

成无己曰："病人有寒，则当温散，反发汗，损阳气，胃中冷，必吐蚘也"。

眉批：

以上七条之禁汗者多属虚人故也，盖虚人纵有外感不必甚大，实人中外感多重大，以此宜汗与否，故不同也。消化器薄弱有寒饮，故当温散。又凡有虮者，均为消化器薄弱，倘不薄弱则虮无以生存。

附录（应用发汗剂之科学的根据）

汤本求真曰："仲景师用发汗剂处多，且其种类亦频繁，既缕如前述矣。然师之法与方，为恒古经验之结晶品，然非经有科研究，则发汗果由如何机转而发生，且因之所排除，果为何物，疑莫能解，惟森岛博士所说，半可阐明师论者，揭之于下，以供活用师方之资"。

《药物学》有曰："汗者为汗腺制造之分泌物，其反应为酸性、中性，或亚尔加里性；新鲜之汗，虽为亚尔加里性，然由分泌后之分解；又因皮脂腺分必之脂酸，当成中性，或酸性，故多量汗时，有亚尔加里性反应者为常"。

汗中含有 1 - 2% 之固形分，其中主要者，为食盐及尿素，及其他少量之磷酸盐、硫酸盐，尿盐类之加勒替宁，芳香体之司卡妥耳，等种种代谢产物。

据阿路洛阿氏之经验，汗有毒性，试于体重一基瓦之犬，注射十乃至十五立方仙迷于血管中，则发胃肠之证状，于十五乃至八十四小时内可致死云。

汗量之多量，由于摄收水量、气温、运动之如何而不一定，在普通之安静状态，体重一基瓦之人，于二十四小时，约十立方仙迷，汗中固形分之量，随汗量之增加，而减其相对量；然其绝对量，则增加著明，由过剧之劳动等流汗盛时，其窒素量往往一昼夜有达一瓦者，即人体之全窒素量，排泄约百分之一二也。此时之食盐量，亦约达一或零。

如以虎列剌病（霍乱）及尿毒症等，尿分泌阻滞时，其量愈增大，而至于皮肤上形成尿素，及食盐之结晶。

按：此为皮肤与肾脏相表里之确征，可知此等之疾病，处以国医之发汗利尿药，诚至当矣。

异常成分，如海碘水银之毒物，在糖尿病患者之糖，安息香酸摄后之安息香酸，及马尿酸，以及食葱蒜等之后，有特殊息气之挥发分，得以证明于汗中。

汗量普通虽与皮肤血行之速度成比例（下略），汗在常态，以体温调节为其主要任务，然于异常时，汗能排泄多量之水、食盐、尿素等，在一定度中，有代偿肾脏机能之力，往昔医师，每以疾病之原因，概为由有害物畜积于体内，多主发汗、利尿、泻下等方法，欲速排泄之；故发汗药似有滥用之弊，今则普通只用于下列诸证，虽欲排除代谢产物，或蓄积于体中之异常物质，而用发汗药者，固极合理也。

一、有浮肿渗出液硝子[1]体混浊等时，发汗[2]可使血

---

① 硝子即玻璃。

② 发汗古所谓开鬼门，言其不轻易开此门，亦即可一不可二也。

液浓厚，有催进此等吸收之效，此时利尿药亦非无效，然尿分泌因不由神经系亢奋；故血液达一定之浓度，则不利尿，而使发汗神经亢奋之药物，于血液浓厚之际，亦能有作用也。

二、肾脏之急性或慢性机能不全时，发汗可由皮肤排泄尿中应排之水，及代谢产物，以减轻肾脏之负担，且有预防尿毒症之效。

在一定之尿闭症，发汗后，因血液之渗透压下降，或腹腔蓄水减退，有现尿利者（下略）。

三、水银或铝等中毒之际，发汗以速其排泄。

四、热性传染病，及气道之轻急炎症，感冒之初期，使用发汗药（下略）。

此说论旨致密正确，在余得力颇多，然不能首肯者，亦非全无，何也？博士谓往昔医师以疾病之原因，概属有害物蓄积于体内，多主发汗，利尿泻下等之方法，欲速排除之，有诘其不当之口吻，然疾病之原因，古今不变，概因有害物蓄积于体内，而其他之原因，实不过其诱因也；故主发汗、利尿、泻下等方法，欲速排除之，乃至当之见解，无可议也。又博士谓有滥用发汗剂之弊，今按西洋古代之医师，暂置不论，然仲景固未尝滥用之；又奉师说之医家，亦惟期其不误用而已；又博士云，方今普通使用于上列诸症，分四项目，仅举十余病症，发汗剂用途，恐不如是之狭，深非医术进步之道，实见退步之象矣。斯余所以对于博士之说，不能无疑义也。

第八节　小青龙汤之症治

伤寒，表不解，心下有水气，干呕、发热而咳，或渴，或利，或噎，或小便不利、少腹满，或喘者，小青龙汤主之。(40)

笔记

汤本氏曰："平素胃内停水，若罹感冒，或伤寒时，表症与胃内之停水，因相互错综之关系，惹起诸般之症状；如干呕者，则为胃内之停水，被表热充动而上逆；发热者，因有表症；咳者，因表热与停水迫于呼吸器，渴与利①，即下痢因停水之下行；噎者，由咽下之饮食物，与上迫之停水冲突也；小便不利者，由于停水上行而不下降；少腹满者，因停水集于下腹部；喘者，表热与停水，内迫于呼吸器也；故以麻黄桂枝解表症，用桂枝抑压水毒之上迫，以细辛、干姜、半夏，去胃内停水；用芍药五味子，收固咳嗽及其他，以甘草调和诸药，且缓和组织之紧缩，则缩疴之胃内停水，与新病之表症，当皆眈然消散，故以小青龙汤主之也"。

---

① 渴与利：水上行则渴，下行则利；在膀胱则少腹满，倘上行压迫呼吸器则喘也。

小青龙歌括：素常有饮外邪凑，麻桂细辛姜夏佑，五味收金甘芍和，青龙小用翻江走。

小青龙汤方

麻黄（去节）　芍药　细辛　干姜　甘草（炙）桂枝（去皮）各三两　五味子（半升）　半夏（洗，半升）

上八味，以水一斗，先煮麻黄减二升，去上沫，内诸药。煮取三升，去滓，温服一升。

按：《说文》云："龙之灵，为能幽，能明，能大，能小，或登于天，或入于川，布雨之师，亦行水之神也"。大青龙合麻桂，而加石膏，能发邪气，除烦躁；小青龙无石膏，有半夏、干姜、芍药、细辛、五味，能散寒邪行水饮而通；谓之青龙者，以其有发汗蠲饮之功，如龙之布雨而行水也；夫热闭于经而不用石膏，汗为热隔，宁有能发之者也乎。饮伏于内，而不用姜夏，寒与饮，搏宁有能散之者乎，其芍药五味不特收逆气，而安肺气抑以制麻黄姜辛之势，使不相惊而相就以成内外协济之功耳。

小青龙汤加减法

若微利，去麻黄，加芫花，如一鸡子，熬令赤色。

笔记

凡下利者，属肠胃症可知，是以不能发其表，夫麻黄为发表之品，故去之加芫花者，取其逐水，使由大肠排出，以代麻黄之发表，然不过一则发表，一则行下耳。

若噎者，去麻黄，加附子一枚，炮。

笔记

胃有寒则生噎，故加附子以温中，不用麻黄者，恐其发表而伤阳，转令胃中积冷也。

若小便不利，少腹满者，去麻黄，加茯苓四两。

笔记

水停滞于下则小便不利，或小腹满加茯苓去麻黄者，使水由小便出，无须发表也。

若喘，去麻黄，加杏仁半升，去皮尖。

笔记

水液上泛，压迫呼吸器则生喘，应使水下行，故加杏仁使水下降，去麻黄者，畏其为清阳上升之品，转使水液上泛而偾事也。

伤寒，心下有水气，咳有微喘，发热不渴。服汤已，渴者，此寒去欲解也，小青龙汤主之。(41)

笔记

熊鸣旭曰："此承上章重申水气之义，其所以服小青龙汤而反渴者，盖各官能之分泌作用，渐有恢复之意，非如前之水气停滞而不通也，故仍用小青龙汤主之，再散其水气则愈"。

又张石顽云："小青龙汤主之六字，当在发热不渴下"。

第九节　十枣汤之证治

太阳中风，下利呕逆，表解者，乃可攻之。其人漐漐汗出，发作有时。头痛、心下痞硬满、引胁下痛、干呕短气、汗出不恶寒者，此表解里未和也，十枣汤主之。（152）

笔记

尤在泾曰："此外中风寒，内有悬饮之症，下利呕逆，饮之上攻而复下注也；然必风邪已解，而后可攻其饮，若其人漐漐汗出，而不恶寒，为表已解；心下痞硬，满引胁下痛，干呕短气，为里未和，虽头痛而发作有时，知非风邪在经，而是饮气上攻也。故宜十枣汤，下攻气逐饮"。

十枣汤歌括：胸胁满痛徒干呕，水饮结搏成巨薮，甘遂芫花大戟末，十枣汤调涎痰否。

十枣汤方（亦名朱雀汤）

芫花（熬）　甘遂　大戟

上三味，等分，各别捣为散。以水一升半，先煮大枣肥者十枚，取八合去滓，内药末。强人服一钱匕，羸人服半钱，温服之，平旦服。若下少病不除者，明日更服加半钱；得快下利后，糜粥自养。

按：《金匮》云："饮后水流在胁下，咳唾引痛，谓之悬饮"。又云："病悬饮者，十枣汤主之"。此心下痞硬，满引胁下痛，所以知其为悬饮也。悬饮非攻不去，芫花、甘遂、大戟，并遂饮之峻药，而欲攻其饮，必顾其正，大枣甘温以益中气，使不受药毒也。

眉批：此症乃急迫之候，发汗不可，下又不可的，故非此攻下不为功，此治标之法也。

第十节　五苓散之证治

中风，发热，六七日不解而烦，有表里证，渴欲饮水，水入则吐者，名曰水逆。五苓散主之。(74)

笔记

俞昌言曰："伤寒风症原有汗，以其有汗也，延至日久不行解肌之法，汗出虽多，徒伤精液，表终不解，转烦渴，邪入于府，饮水则吐，名水逆。乃热邪挟积饮上逆，故外水格而不入也，服五苓饮。饮热汤，得汗则表里俱解，一举而两得也"。

五苓散方

猪苓（去皮，十八铢）　泽泻（一两六铢）　白术（十八铢）　茯苓（十八铢）　桂枝（去皮，半两）

上五味，捣为散，以白饮和服方寸匕，日三服。多饮暖水，汗出愈。

五苓散歌括：不解而烦热且渴，泽苓桂术猪苓末，积水留垢藉此行，方曰五苓表里夺。

眉批：大青龙为不汗而烦躁，五苓散为汗出而烦躁之用也。

第十一节　服桂枝汤后之证治

太阳病，初服桂枝汤，反烦，不解者，先刺风池、风府，却与桂枝汤则愈。(24)

笔记

尤在泾曰："太阳病与桂枝汤，于法为当矣。乃初服之，反加烦热而不解者，阳邪痹于阳不去也，风池、风府、阳维之会，阳维会者，诸阳之所维，刺之所以通阳痹，痹通然后与桂枝汤，取汗则愈，此仲景法中之法也"。

服桂枝汤，大汗出，脉洪大者，与桂枝汤，如前法；若形似疟，一日再发者，汗出必解，宜桂枝二麻黄一汤。(25)

笔记

方有执曰："服桂枝汤，症转大汗出，脉转洪大者，乃风多寒少，风邪欲散，而以微寒持之，两者俱不得解，而寒热如疟也。桂枝二麻黄一汤者，重解风而轻于散寒也"。

桂枝二麻黄一汤方

桂枝（去皮，一两十七铢）　芍药（一两六铢）麻黄（去节，十六铢）　生姜（切，一两六铢）　杏仁（去皮尖，十六个）　甘草（炙，一两二铢）　大枣（擘，五枚）

上七味，以水五升，先煮麻黄一二沸，去上沫，内诸药，煮取二升，去滓，温服一升，日再服。本云桂枝汤二分、麻黄汤一分，合为二升，分再服。

服桂枝汤，大汗出后，大烦渴不解，脉洪大者，白虎加人参汤主之。(26)

笔记

汤本求真曰："太阳病，当有桂枝汤症时，服此汤大汗出后，脉浮数而烦渴者，为兼有表里二症也。是为五苓散之主治，然脉洪大而烦渴益甚者，为表已解而转入阳明之故，为本方所治之意云"。

白虎汤歌括：白虎知甘米石膏，阳明大渴汗滔滔，加参补气生津液，热逼亡阳此最高。

白虎加人参汤方

知母（六两）　石膏（碎，绵裹，一斤）　甘草（炙，二两）　粳米（六合）　人参（三两）

上五味，以水一斗，煮米熟，汤成去滓，温服一升，日三服。

眉批：

原服桂枝乃表虚之用，而此证系由桂枝证的变成，故于白虎内加人参也。

服桂枝汤，或下之，仍头项强痛，翕翕发热，无汗，心下满微痛，小便不利者，桂枝去桂加茯苓白术汤主之。（28）

笔记

喻昌曰："服桂枝汤，病不解而症变；又或下之，则邪势乘虚入里，是益误矣；在表之邪未除，而在里之饮上逆，故仿五苓两解表里之法也"。

桂枝去桂加茯苓白术汤方

于桂枝汤去桂加茯苓、白术各三两，余依前法煮，服小便利即愈。

本汤歌括：桂枝服后或又下，心满发热强痛怕，甘苓白术枣芍姜，表里邪除小便化。

伤寒，脉浮，自汗出，小便数，心烦，微恶寒，脚挛急。反与桂枝，欲攻其表，此误也。得之便厥，咽中干，烦躁吐逆者，作甘草干姜汤与之，以复其阳；若厥愈足温者，更作芍药甘草汤与之，其脚即伸；若胃气不

和，谵语者，少与调胃承气汤；若重发汗，复加烧针者，四逆汤主之。(29)

笔记

喻昌曰："此段辨证用法最精最详，从前不得其解，今特明之。脉浮，自汗，固是在表之风邪，而小便数，心烦，则邪又在里，加以恶寒，则在里为寒邪，更加脚挛急，则寒邪颇重矣。乃用桂枝独活其表，则阳愈虚，阴愈无制，故得之便厥也。桂枝且误，麻黄更可知矣，大青龙汤更可知矣。阴邪内凝，总无攻表之理也。甘草干姜汤复其阳者，即所以散其寒也。厥愈足温，不但不必治寒，且虑前之辛热有伤其阴，而脚挛转痼，故随用芍药甘草汤，以和其阴而伸其脚。设胃气不和而谵语，则胃中之津液亦为辛热所伤，故少与调胃承气汤以和胃而止其谵语，多与则为下而非和矣。若不知此证之不可汗，而重发其汗，复加烧针，则阳之虚者，必至于亡阳，阴之无制者，必至上犯无制，此则用四逆汤以回其阳，尚恐不胜，况可兼阴为治乎"。

甘草干姜汤方

甘草（炙，四两）　　干姜（二两）

上二味，以水三升，煮取一升五合，去滓，分温再服。

笔记

吴遵《程氏方注》曰："甘草干姜汤即四逆汤去附

子也，辛甘合用，专复胸中之阳气。其夹食夹阴，面赤足冷，发热喘咳，腹痛便滑，内外合邪，难于发散，或寒药伤胃，合用理中，不合参术者，并服宜之，真胃虚挟寒之圣剂也"。

芍药甘草汤方（又名去杖汤）

白芍药　甘草（炙，各四两）

上二味，以水三升，煮取一升五合，去滓，分温再服。

笔记

成无己曰："脾不能为胃行其津液，以灌四旁，故挛急，用甘草以生阳明之津，芍药以和太阴之液，其脚即伸，此即用阴和阳法也"。

陈蔚曰："芍味苦，甘草味甘，甘苦合用，有人参之气味，所以大补阴血，血得补而筋有所养而舒，安有拘挛之患哉"。

调胃承气汤方

大黄（去皮，清酒洗，四两）　甘草（炙，二两）
芒硝（半升）

上三味，以水三升，煮取一升，去滓，内芒硝，更上火微煮令沸，少少温服之。

笔记

成无己曰："《内经》曰：热淫于内，治以咸寒，佐以苦甘。芒硝咸寒以除热，大黄苦寒以荡实，甘草甘平，助二物，推陈而缓中"。

徐洄溪曰："芒硝善解结热之邪，大承气用之，以解已结之热邪，此方用之，以解将结之热邪，其能调胃则全赖甘草也"。

四逆汤方

甘草（炙，二两）　干姜（一两半）　附子（生用，去皮，破八片，一枚）

上三味，以水三升，煮取一升二合，去滓，分温再服。强人可大附子一枚、干姜三两。

笔记

张石顽曰："此汤通治三阴脉沉，恶寒，手足逆冷之证。故取附子之生者，上行头项，外彻肌表，以温经散寒。干姜亦用生者，以内温脏腑。甘草独用炙者，以外温荣，卫内补中焦也"。

钱天来曰："四逆汤者，所以治四肢厥逆而名之也。以甘草为君，以甘草甘和而性缓，可缓阴气之上逆。干姜温中可以救胃阳而温脾土，即所谓四肢皆禀气于胃而不得至经，必因于脾，乃得禀焉，此所以脾主四肢也。附子辛热，直走下焦，大补命门之真阳，故能治下焦逆上之寒邪，助清阳之升发而腾达于四肢，则阳回气暖，而四肢无厥逆之患矣"。

第十二节　汗后诸变之证治

太阳病，发汗，遂漏不止，其人恶风，小便难，四肢微急，难以屈伸者，桂枝加附子汤主之。（20）

笔记

汤本求真曰："太阳病之桂枝汤症，若麻黄剂误汗，其药力虽尽，而漏汗不止，病误触于风，小便难通，四肢少挛急，难以曲伸者，得以本方为主治也。所以漏汗不止，至于恶风者，盖误治而皮肤虚衰，传向于阴症故也。小便难通者，此汗漏不止，结果因失多量之体液也。四肢微急，难以屈伸者，亦由体液亡失，筋肉之荣养失调也"。

桂枝加附子汤方

于桂枝汤内加附子（一枚，炮，去皮，破八片）余依前法。

发汗后，身疼痛，脉沉迟者，桂枝加芍药生姜各一两人参三两新加汤主之。（62）

笔记

张益善曰："或谓经言表邪盛，脉浮而紧，法当身疼痛，宜以汗解之，况身疼皆系表邪未尽，此又加人参芍药生姜以益血何也？余曰：表虚邪盛则身疼，血虚则身亦疼，其脉浮紧者邪盛也；其脉沉微者，血虚也。盛者，损之则安；虚者，益之则愈"。

发汗过多，其人叉手自冒心，心下悸欲得按者，桂枝甘草汤主之。（64）

笔记

汤本求真曰："叉手者，组合手指以冒心，即叉手以蔽心脏部而制之，然尚不能镇静，故欲他人为按此部耳"。

桂枝甘草汤方

桂枝（去皮，四两）　甘草（炙，二两）上二味，以水三升，煮取一升，去滓，顿服。

眉批：

"发汗过多，有动肾中之阳者。以阳为汗之根，而肾为阳之宅，故伤者其本必戕也。有动心中之阳者，以汗为心之液，而心为阳之藏；液亡者，气从之也；救肾阳者，必以咸温；救心阳者，必以甘辛；咸性善下，而温能返阳；故四逆为救肾之剂，甘辛和合，而阳气乃生；故桂甘为益心之法也"。

歌曰：叉手冒心因过汗，心下悸动欲得按，桂枝炙草合辛甘，敛液安心固汗漫。

又按：此为阴极必阳之症，所谓虚阳外越也。本为表实症，因汗过多，致上撞急延之候，故脉微，用甘草桂枝兴奋，使其心悸稍缓也。

未持脉时，病患手叉自冒心。师因教试令咳，而不咳者，此必两耳聋无闻也。所以然者，以重发汗，虚故如此。发汗后，饮水多必喘；以水灌之，亦喘。(75)

　　笔记

　　张石顽曰：“此示人推测阳虚之一端也，阳虚耳聋与少阳传经耳聋迥别，急宜固阳为要也。叉手冒心，加之耳聋，阳虚极矣。常观汗后阳虚耳聋，诸医施治，不出小柴胡加减，屡服愈甚，必大剂参附庶可挽回也”。

　　太阳病发汗，汗出不解，其人仍发热，心下悸、头眩、身𥆧动，振振欲擗地者，真武汤主之。(82)

　　笔记

　　汤本求真曰：“患太阳病者，身体虚弱，误使强发汗，或身体虽壮实，因误汗而汗出，汗出而病犹未去，致病者续发热，心下悸，身体亦肉𥆧筋动，振颤而欲倒者，为表里俱虚，已陷于太阴，故为本方所主治之要意，而后寒，或吐或下后，心下逆满，气上冲胸，起则头眩，脉沉紧，发汗则动经，身振振而摇者，与苓桂术甘汤所主治者相似，然有阴阳虚实之别，不可误也”。

　　真武汤方

　　茯苓　芍药　生姜（切，各三两）　　白术（二两）
附子（炮，去皮，破八片，一枚）

上五味，以水八升，煮取三升，去滓，温服七合。日三服。

真武汤歌括：腹痛肢疼咳呕凑，此方真武推神守，茯苓芍术附子姜，燠土镇水各入扣。

发汗后，其人脐下悸者，欲作奔豚，茯苓桂枝甘草大枣汤主之。(65)

笔记

成无己曰："汗者，心之液。发汗后，脐下悸者，心气虚而肾气发动也。肾之积，名曰奔豚。发则从少腹上至心下，为肾气逆，欲上凌心。今脐下悸，为肾气发动，故云欲作奔豚。与茯苓桂枝甘草大枣汤，以降肾气"。

茯苓桂枝甘草大枣汤方

茯苓（半斤）　桂枝（去皮，四两）　甘草（炙，二两）　大枣（擘，十五枚）

上四味，以甘澜水一斗，先煮茯苓，减二升，内诸药，煮取三升，去滓，温服一升，日三服。作甘澜水法：取水二斗，置大盆内，以勺扬之，水上有珠子五六千颗相逐，取用之。

本方歌括：欲作奔豚脐下悸，八钱茯苓桂枝四，二甘四枣水甘澜，直找肾邪安内志。

病人脉数，数为热，当消谷引食，而反吐者，此以

发汗，令阳气微，膈气虚，脉乃数也。数为客热，不能消谷，以胃中虚冷，故吐也。（122）

笔记

张石顽曰："凡脉阳盛则数，阴盛则迟，其人阳气既微，何得脉反数？脉既数，何得胃反冷？此不得不求其故也。盖脉之数，由于误用辛温发散，而遗其客热，胃之冷由于阳气不足，而生其内寒也。医见脉数，反以寒剂泻其无过，必致上下之阳俱损，其后脉阴而变为弦，胃气无余，变为反胃也"

发汗后，腹胀满者，厚朴生姜甘草半夏人参汤主之。（66）

笔记

成无己曰："吐后腹胀，与下后腹满，皆为实，言邪气乘虚入里为实。发汗后，外已解也。腹胀满，知非里实，由脾胃津液不足，气涩不通，壅而为满，与此汤和脾胃，而降气"。

厚朴生姜甘草半夏人参汤方

厚朴（炙，去皮，半斤）　生姜（切，半斤）　半夏（洗，半升）　甘草（二两）　人参（一两）

上五味，以水一斗，煮取三升，去滓，温服一升，日三服。

本方歌括：发汗之后实邪戢，腹犹胀满虚邪入，厚朴生姜草夏参，除胀满虚各安辑。

伤寒发汗，已解，半日许复烦，脉浮数者，可更发汗，宜桂枝汤主之。（57）

笔记

尤在泾曰："伤寒发汗解，半日许复烦者，非旧邪去而新邪复乘也；余邪未尽，复集为病，如余寇未尽，复合为乱耳。脉浮数者，邪气在表之征，故可更发其汗，以尽其邪。但以已汗复汗，故不宜麻黄之峻剂，而宜桂枝之缓法，此仲景随时变易之妙也"。

发汗，病不解，反恶寒者，虚故也。芍药甘草附子汤主之。（68）

笔记

汤本求真曰：谓有表症而发汗，则当病解而恶寒止。今发汗后，非惟病尚不解，治而反恶寒，是非表症之恶寒，乃身体虚弱所致也，故当用本方主治之。

芍药甘草附子汤方

芍药（三两）　甘草（三两炙）　附子（一枚，炮，破八片）

上三味，以水五升，煮取一升五合，去滓，分温服。

本方歌括：阳气素虚宜建中，遽行发汗恶寒充，回阳附子补阴芍，甘草和谐营卫通。

发汗后，恶寒者，虚故也；不恶寒，但热者，实也，当和胃气，与调胃承气汤。（70）

笔记

张石顽曰："恶寒者，汗出营卫新虚，故用法以收阴固阳，而和其营卫；不恶寒者，汗出表未虚，反加恶热，则津干实可知，故用法以泄实而和平。然曰与，似大有酌量，其不当径行攻下，重虚津液，从可知矣"。

发汗后，不可更行桂枝汤，汗出而喘，无大热者，可与麻黄杏仁甘草石膏汤，（63）

笔记

尤在泾曰："发汗已，汗出而喘，无大热者，其邪不在肌腠而入肺中，缘邪气外闭之时，肺中已自蕴热；发汗之后，其邪不从汗而出之表者，必从内而并于肺耳。故以麻杏之辛而入肺者，利肺气，散邪气，甘草之甘平，石膏之甘辛而寒者，益肺气，除热气，而桂枝不可更行矣。盖肺中之邪，非麻杏不能发；而寒郁之热，非石膏不能除；甘草不特救肺气之困，抑亦缓石膏之悍也"。

麻黄杏仁甘草石膏汤方

麻黄（四两去节）　杏仁（五十枚去皮尖）　炙甘草（二两）　石膏半斤（碎，绵裹）

上四味，以水七升，先煮麻黄减二升，去上沫，内诸药，煮取二升，去滓，温服一升。

本方歌括：麻黄杏仁石膏草，外散内凉喘汗好，从来温病有良方，宜向风寒外搜讨。

发汗后，饮水多，必喘；以水灌之，亦喘。（75）

笔记

《金鉴》曰："此发汗后，饮水多，津亡胃干也。而不病心下悸，苦里急者，盖以水不停于中焦下焦，而停于上焦，所以攻肺必作喘也。水灌者，以水浇洗也。饮水多者必喘，是饮冷，冷伤于内也。以水灌之亦喘者，是形寒，寒伤于外也。均伤肺，故俱喘"。

发汗后，水药不得入口，为逆；若更发汗，必吐下不止。（76）

笔记

张石顽曰："水药不得入口为逆，言水逆也。若更发汗，必吐下不止者，以其有蓄积痰饮，发汗徒伤胃清阳之气，必致中满。若更与发汗则水饮上蒸而为吐逆，下渗而泻利矣。凡发汗药皆然，不独桂枝当禁。所以太阳水逆之症，不用表药，惟五苓散以导水，服后随溉热汤以取汗，所谓两解表里之法也"。

太阳病，小便利者，以饮水多，必心下悸。小便少

者，必苦里急也。（127）

笔记

尤在泾曰："病在太阳之时，里热未甚，水液尚通，其外虽病，其内犹晏如也，故不可多饮水。设饮水多必停于心下为悸，所以然者，里无热不能消水，心属火而畏水，水多凌心，故惕惕然跳动不宁也。然使小便自利，则停水自行，虽悸犹当自愈；若小便不利而少，则水不下行，积于膀胱，必苦里急。里急者，小便欲行而不能，则小腹奔豚迫急痛也"。

第十三节　发汗吐下解后之病脉证治

伤寒发汗，若吐，若下，解后，心下痞硬，噫气不除者，旋覆代赭石汤主之。（161）

笔记

沈明宗曰："误下成痞，观此之发汗解后，亦可成痞。盖发汗吐下，皆伤内气，然最虚之处，便是客邪居之处。所以微邪，从虚内陷，浊阴上逆冲心，则心下痞硬，而噫气不除也"。

旋覆代赭石汤方

旋覆花（三两）　　人参（二两）　　炙甘草（三两）
生姜（五两切）　　半夏（半升洗）　　代赭石（一两）
大枣（十二枚擘）

岐黄之术自有传承

上七味，以水一斗，煮取六升，去滓，再煎取三升，温服一升，日三服。

本方歌括：旋覆代赭汤甘草，半夏人参姜与枣，心胸痞满噫不除，借用膈噎亦能好。

伤寒，若吐若下后，心下逆满，气上冲胸，起则头眩，脉沉紧，发汗则动经，身为振振摇者，茯苓桂枝白术甘草汤主之。(67)

笔记

成无己曰："吐下后，里虚，气上逆者，心下逆满；气上冲胸，表虚阳不足，起则头眩。脉浮紧为邪在表，当发汗。脉沉紧为邪在里，则不可发汗，发汗则外动经络，损伤阳气；阳气外虚，则不能主持诸脉，身为振振动摇也，与此汤以和经益阳"。

茯苓桂枝白术甘草汤方

茯苓（四两）　桂枝（三两）　白术、炙甘草（各二两）

上四味，以水六升，煮取三升，分温三服。

本方歌括：吐下气冲眩阵阵，沉紧发汗身振振，症类真武更轻些，苓桂术甘汤急进。

凡病，若发汗，若吐，若下，若亡血，亡津液，阴阳自和者，必自愈。(58)

笔记

尤在泾曰："阴阳自和者，不偏于阴，不偏于阳，汗液自出，便溺自调之谓，汗吐下，亡津液后邪气既微，正气得守，故必自愈"。

第十四节　太阳传本之证治

太阳病，发汗后，大汗出，胃中干，烦躁不得眠，欲得饮水者，少少与饮之，令胃气和则愈；若脉浮，小便不利，微热消渴者，与五苓散主之。(71)

笔记

张兼善曰："白虎治表症已解，即传里而烦渴者，今脉浮，身有微热不渴，乃表邪未得全解，故用五苓，藉桂枝之辛散，和肌表以解微热也，术泽二苓之淡渗化水，生津以止燥，而能消渴也"。

五苓散方

猪苓、茯苓、白术（各十八铢）　桂枝（半两）泽泻（一两六铢）

上五味为末，以白饮和服方寸匕，日三服，多饮暖水，汗出愈。

按：古法从经府言，则太阳为经，而膀胱为府；从标本言，则太阳为标，膀胱为本；病去太阳而之膀胱，所以谓之太阳传本也。然膀胱本病，有水结，血结之不同；水结宜五苓散导水泄热，血结宜桃核承气及抵当汤丸导血除热。具如下文。

发汗已，脉浮数，烦渴者，五苓散主之。（72）

笔记

尤在泾曰："发汗已，脉浮数，烦渴者，太阳经传府，寒邪变热之候，故与五苓散导水泄热。王宇泰云：太阳经也，膀胱府也，膀胱尿之室也。故东垣以渴为膀胱经本病。然则治渴者，当泄膀胱之热，泻膀胱之热者，利小便而已矣。然府病，又有渴与不渴之异，由府阳盛，与不足之故也。渴者，热盛思水，水与热结，故宜五苓散导泄热；不渴者，热难入里，不与水结，则与茯苓甘草汤，行阳化气此膀胱热盛热微之辨也"。

伤寒，汗出而渴者，五苓散主之；不渴者，茯苓甘草汤主之。（73）

笔记

张石顽曰："邪热搏血，结于膀胱，必沸腾而侮心火，故其人如狂。见心虽未狂，有似乎狂，以血为阴类，不似阳邪内结之狂越也。血自下者，邪热不留，故愈。若少腹急结，则膀胱之血，虽蓄而不行，须先解外乃可攻；其攻法亦自不同，必用桃仁增入承气，以达血所，仍加桂枝分解外表，即如五苓大柴胡，两解表里同义"。

茯苓甘草汤方

茯苓（二两） 桂枝（二两，去皮） 生姜（二两，切） 甘草（一两，炙）

上四味，以水四升，煮取二升，去滓，分温三服。

本方歌括：甘草茯苓姜桂枝，悸而汗出两般施，五苓散症口必渴，辨证分明用勿疑。

太阳病不解，热结膀胱，其人如狂，血自下，下者愈。其外不解者，尚未可攻，当先解外。外解已，但少腹急结者，乃可攻之。宜桃核承气汤。（106）

笔记

成无己曰："太阳，膀胱经也。太阳经邪热不解，随经入府，为热结膀胱，其人如狂者，为未至于狂，但不宁尔。经曰：其人如狂者，以热在下焦，太阳多热，热在膀胱，必与血相搏，若血不为蓄，为热迫之则血自下，血下则热随血出而愈。若血不下者，则血为热搏，蓄积于下，而少腹急结，乃可攻之，与桃核承气汤，下热散血。《内经》曰：从外之内，而盛于内者，先治其外，后调其内。此之谓也"。

桃核承气汤方

桃核（五十枚，去皮尖） 桂枝（二两，去皮）芒硝（二两） 甘草（二两，炙） 大黄（四两）

上五味，以水七升，煮取二升五合，去滓。内芒硝，更上火微沸，下火，先食温服五合，日三服，当微利。

按：此调即胃承气汤加桃仁桂枝，为破瘀逐血之剂，缘此证热与血结；故以大黄之苦寒，荡实除热为君；芒硝之咸寒，入血软坚为臣；桂枝之辛温，桃仁之辛润，擅逐血散邪之长为使；甘草之甘，缓诸药之势，俾去邪而不伤正为佐也。

本方歌括：寒本伤营多蓄血，桃仁承气涤邪热，硝黄甘草桂枝宜，谵语如狂斯切切。

太阳病六七日，表证仍在，脉微而沉，反不结胸，其人发狂者，以热在下焦，少腹当硬满；小便自利者，下血乃愈。所以然者，以太阳随经，瘀热在里故也，抵当汤主之。（124）

笔记

成无己曰："太阳，经也；膀胱，府也。此太阳随经入府也。六七日邪气传里之时，脉微而沉，邪气在里之脉也。表证仍在者，则邪气犹浅，当结于胸中；若不结于胸中，其人发狂者，热结在膀胱也。经曰：热结膀胱，其人如狂。此发狂则热又深也。少腹鞭满，小便不利者，为无血也；小便自利者，血症谛也，与抵当汤以下蓄血"。

抵当汤方

水蛭（三十个，熬） 虻虫（三十个，熬，去翅足） 大黄（三两，酒洗） 桃仁（三十个，去皮尖）

上四味为末，以水五升，煮取三升，去滓。温服一升，不下，再服。

抵当汤歌括：脉见沉微证发狂，热瘀小腹硬而膨，抵当两剂分平峻，虻蛭桃仁共大黄。

太阳病，身黄，脉沉结，少腹硬，小便不利者，为无血也；小便自利，其人如狂者，血证谛也，抵当汤主之。（125）

笔记

程知曰："身黄，脉沉结，少腹硬三者，皆下焦蓄血之症。然尚与胃热发黄症相近，故当以小便辨之。其少腹满而小便不利者，则无形之气病，属茵陈症也；其少腹硬而小便自利者，则为有形之血症，属抵当无疑"。

伤寒有热，少腹满，应小便不利，今反利者，为有血也，当下之，不可余药，宜抵当丸。（126）

笔记

《金鉴》曰："伤寒荣病，有热不已，伏于荣中，其血不随经妄行致衄，则必随经下蓄膀胱。少腹者，膀胱之室也，故少腹满。若小便不利，则为病在卫分，有停水也；今小便反利，则为病在荣分，有瘀血也，法当下之，宜以抵当汤。小其制为丸，缓缓下之，不可过用抵当汤也"。

抵当丸方

水蛭（二十个）　虻虫（二十五个）　大黄（三两）　桃仁（二十个，去皮尖）

上四味，杵，分为四丸，以水一升煮一丸，取七合服之，晬时当下血，若不下血者，更服。

按：此条证治与前条大同，而变汤为丸，未详何谓？尝考其制，抵当丸中水蛭虻虫减汤方三分之一，而所服之数，又居汤方十分之六，是缓急之分，不特在汤丸之故矣。此其人必有不可不攻，而有不可峻攻之势，如身不发黄，或脉不沉结之类，仲景特未明言耳，有志之士，当不徒求之语言文字中也。

第十五节　太阳合病之证治

太阳与阳明合病，喘而胸满者，不可下，宜麻黄汤主之。（36）

笔记

尤在泾曰："胸中为阳之位，喘而胸满者，病发于阳而盛于阳也。邪在阳则可汗，在阴则可下，此以阳邪盛位，故不可下之，以虚其里，里虚则邪且陷矣。而宜麻黄汤汗之，以疏其表，表疏则邪自解矣。合病者，两经同病也。邪气盛，其伤必多，甚则遍及三阳也"。

太阳与阳明合病者，必自下利，葛根汤主之。（32）

笔记

汤本求真曰："太阳为表病，阳明为里病，病表者不病里，此其常也。今有脉浮头项强痛恶寒之表症，且有自下利之里症，因设二阳合病之明目，但其真义，此自下利，非真正之里症，乃示因无汗，当自表排泄之水毒迫于里之所致也。换言之，乃睹此下利之原因，不在肠而在表，故不问其自下利，而以本方解其表症，则自下利可不治而愈矣意也"。

葛根汤方

葛根（四两）　生姜（三两，切）　甘草（二两，炙）　芍药（二两）　桂枝（二两，去皮）　麻黄（三两，去节，汤泡去黄汁，焙干称）　大枣（十二枚，擘）

上七味，以水一斗，先煮葛根、麻黄减二升，去上沫，内诸药煮取三升，去滓，温服一升，覆取微似汗，不须啜粥，余如桂枝法将息及禁忌。

葛根汤歌括：太阳项背病几几，桂葛麻黄因汗无，炙草枣姜监制用，阳明合病亦何虞。

太阳与阳明合病，不下利，但呕者，葛根加半夏汤主之。（33）

笔记

成无己曰："邪气外盛，阳不主里，则里气不和。气下而不上者，但利而不呕；里气上逆而不下者，但呕而不下利。故以葛根汤，以散表邪，加半夏以下逆气也"。

葛根加半夏汤方，于葛根汤内加半夏半升洗。

太阳与少阳合病，自下利者，与黄芩汤；若呕者，黄芩加半夏生姜汤主之。（172）

笔记

程知曰："此言太阳、少阳合病下利，宜用和法也。曰太阳者则尚有表症也。然已见下利，则入里之邪热已明，故不解外而清内。成无己云：太阳阳明合病，下利为在表，当与葛根汤；阳明少阳合病，下利为在里，可与承气汤。此太阳、少阳合病，下利为在半表半里，非汗下所宜，故与黄芩、芍药以和解之。呕者，邪上逆也，故加半夏生姜，以散逆气"。

黄芩汤方

黄芩（三两）　甘草（二两，炙）　芍药（二两）
大枣（十二枚，擘）

上四味，水一斗，煮取三升，去滓，温服一升，日再服，夜一服。

黄芩加半夏生姜汤方

于黄芩汤内，加半夏半升，生姜三两，余依前法

本方歌括：黄芩汤用甘芍草，太阳少阳合病讨，下利只须用本方，兼呕姜夏加之好。

三阳合病，腹满身重，难以转侧，口不仁而面垢，谵语遗尿。发汗则谵语；下之则额上生汗，手足逆冷。若自汗出者，白虎汤主之。(219)

笔记

郑重曰："三阳合病，表里俱伤也。发汗偏治太阳，则邪并于阳明，而谵语益甚。攻下偏治阳明，则额上生汗，汗出不流，手足厥冷，必成亡阳之症。然则既不宜于汗下，惟有白虎一汤，两解阳明表里之热。若无自汗，表犹未解，尚不可用"。

眉批：若自汗出当用桂枝白虎汤以兼解表。虽云太阳实则为少阳兼于阳明，故治主阳明。

白虎汤方

石膏（一斤）　　知母（二两）　　甘草（二两）粳米（六合）

上先煮石膏数十沸，再投药米，米熟汤成温服。

岐黄之术自有传承

第十六节　结胸藏结及痞之异

问曰：病有结胸，有藏结，其状如何？答曰：按之痛，寸脉浮，关脉沉，名曰结胸也。（128）

何谓藏结？答曰：如结胸状，饮食如故，时时下利，寸脉浮，关脉小细沉紧，名曰藏结。舌上白胎滑者，难治。（129）

笔记

尤在泾曰："此设为问答，以辨结胸、脏结之异。结胸者，邪结胸中，按之则痛；脏结者，邪结脏间，按之亦痛。如结胸者，谓如结胸，按之而痛也。然胸高而脏下，胸阳而脏阴，病状虽同，而所处之位不同；是以结胸不能食，脏结饮食如故；结胸不必下利，脏结则时时下利。结胸关脉沉，脏结则更小细紧，而其病之从表入里，与表犹未尽之故，则又无不同。故结胸、脏结，其寸脉俱浮也。舌上白苔滑者，在里之阳不振，入结之邪已深，结邪非攻不去，而脏虚不可攻，故曰难治"。

藏结无阳证，不往来寒热，其人反静，舌上胎滑者，不可攻也。（130）

笔记

张隐庵曰："此承上文脏结而言。少阴君火主气，有阳热之证，少阴标阴本热，而外合太阳，有往来之寒热。今脏结无阳症，不往来寒热，故其人反静，意谓病无少阴君火本热之阳，而反见阴寒宁静之象，舌上胎滑者，心火之气已虚，故不可攻也"。

病胁下素有痞，连在脐旁，痛引少腹入阴筋者，此名藏结，死。（167）

笔记

程知曰："宿结之邪，与新交之邪交结而不解，痞连脐旁，脾脏结也；痛引少腹，肾脏结也；自胁入阴筋，肝脏结也；三阴之脏俱结矣，故主死"。

病发于阳而反下之，热入因作结胸；病发于阴而反下之，因作痞也。所以成结胸者，以下之太早故也。（131）

笔记

《金鉴》曰："此总释结胸于痞硬之因也。中风阳邪，故曰病发于阳也。不汗而反下之，热邪乘虚陷入，因作结胸。伤寒阴邪，故曰病发于阴也。不汗而反下之，热邪乘虚陷入，因用痞硬。所以成结胸者与痞硬者，以表未解，而下之太早故也。病发于阴而不言热者，省文耳。然病发于阳而误下之者，未尝无痞硬；病发于阴而误下之，亦未尝时成结胸。良由人之气体不同，或从实化，或从虚化也"。

岐黄之术自有传承

第十七节　结胸之证治

太阳病，脉浮而动数，浮则为风，数则为热，动则为痛，数则为虚，头痛发热，微盗汗出，而反恶寒者，表未解也。医反下之，动数变迟，膈内拒痛，胃中空虚，客气动膈，短气躁烦，心中懊憹，阳气内陷，心下因硬，则为结胸，大陷胸汤主之。若不结胸，但头汗出，余处无汗，剂颈而还，小便不利，身必发黄也。（134）

笔记

方有执曰："太阳之脉本浮，动数者亦传也。太阳本自汗，而言微盗汗，本恶寒，而言反恶寒者，稽久而然也。膈，心胸之间也。拒，格拒也。言膈气与邪气相格拒而为痛也。客气，邪气也。短气，气促不能布息也。懊憹，心为邪乱不宁也。阳气，客气之别名也，以本外邪，故曰客气。以邪本风，故曰阳气。以里虚因而陷入，故曰内陷。自若不结胸句至末，以变之轻者而言也"。

大陷胸汤方

大黄六两，芒硝一升，甘遂一钱匕。

上三味以水六升，先煮大黄二升，去滓，内芒硝，煮一二服（一两沸），内甘遂末，温服一升，得快利，止后服。

按：大陷胸与大承气，其用有心下与胃中之分。以愚观之，仲景所云：心下者，正胃之谓；所云胃中者，正大小肠之谓也。胃为都会，水谷并居，清浊未分，邪气入之，夹痰杂食，相结不解，则成结胸。大小肠者，精华已去，糟粕独居，邪气入之，但与秽物结成燥粪而已。大承气专主肠中燥粪，大陷胸并主心下水食，燥粪在肠，必藉推逐之力，故须枳朴。水食在胃，必兼破饮之长，故用甘遂。且大承气先煮枳朴，而后内大黄；大陷胸先煮大黄，而后内诸药。夫治上者制宜缓；治下者制宜急。而大黄生则行速，熟则行迟，盖即一物而其用又有不同如此。

伤寒六七日，结胸热实，脉沉而紧，心下痛，按之石硬者，大陷胸汤主之。（135）

笔记

汤本求真曰："本条论不由误下，而自然结胸。盖伤寒经过六七日顷，为发柴胡症之时期。故曰伤寒六七日，结胸热实一，而暗示由柴胡证以至结胸，同时示结胸之热实，为热症而且为实症。沉脉为病，不在外而在内之候。紧脉则为有水毒之征。故曰沉而紧以示结胸之不仅由于热毒，而水毒亦与之发也。心下痛也者，心下部自然发痛之意。石硬，谓如石之坚硬也"。

岐黄之术自有传承

伤寒十余日，热结在里，复往来寒热者，与大柴胡汤；但结胸，无大热者，此为水结在胸胁也，但头微汗出者，大陷胸汤主之。（136）

笔记

林澜曰："此言水结胸之与热结在里不同也。十余日，邪深入府之时，然热结在里，而犹有半表半里之邪，作往来寒热者，必以大柴胡汤两解之。若但胸胁结满，初无大热，收敛入内者，此亦不得为大柴胡证，必水结胸胁也。何以知之？水结胸者，头汗出，今但头微汗，为水结胸明矣"。

太阳病，重发汗而复下之，不大便五六日，舌上燥而渴，日晡所小有潮热，从心下至少腹硬满而痛不可近者，大陷胸汤主之。（137）

笔记

《内台方议》曰："'日晡所'作'日晡所'发。方有执曰："此明结胸有阳明内实疑似之辨。晡，日加申时也。小有，微觉有也。盖不大便，燥渴，日晡潮热，从心下至少腹硬满而痛，皆似阳明内热。惟小有潮热，不似阳明大热之甚。所以阳明必以胃家实为主，而凡有一毫太阳症在，皆不得入阳明例者，亦以此也"。

结胸者，项亦强，如柔痉状，下之则和，宜大陷胸丸。（131）

笔记

《金鉴》曰："结胸从心下至少腹，硬满痛不可近，则其势甚于下者，治下宜急攻之，以大陷胸汤。结胸从胸上，满硬项强，如柔痉状，则其热甚于上者，治上宜缓攻之，以大陷胸丸直攻胸肺之邪。煮服倍蜜，峻治缓行，下而和之，以其病势缓急之形既殊，汤丸之制亦异也。故知此项强乃结胸之项强，下之则和，非柔痉之项强也"。

大陷胸丸方

大黄（半斤） 葶苈（半升） 芒硝（半升）杏仁（半升，去皮尖，熬黑）

上四味，捣筛二味，内杏仁，芒硝合研加脂，和散。取如弹丸一枚，别捣甘遂末一钱匕，白蜜二合，水二升，煮取一升；温顿服之，一宿乃下；如不下，更服，取下为效。禁如药法。

按：汤者，荡也。荡涤邪秽，欲使其净尽也。丸者，缓也。和理脏腑，不欲其速下也。大陷胸丸以荡涤之体，为和缓之用。盖以其邪结在胸，而至如柔痉状，则非峻药不能逐之，而又不可以急济一下而尽。故变汤为丸，煮而并渣服之。及峻药缓用之法，峻则能胜破坚荡实之任，缓则能尽际上迄下之邪也。

小结胸病，正在心下，按之则痛，脉浮滑者，小陷胸汤主之。（138）

笔记

魏荔彤曰："小结胸，无实热之邪，但微热而挟痰饮为患。故虽结胸，而不能高踞胸巅，但正在心下而已；不能实力作痛，惟按之痛而已；诊之不沉而深，惟浮而轻浅而已；不能作石硬，惟虚而结阻而已。所以大陷胸汤，不能应用，而另设小陷胸汤。高下，坚软，轻重，沉浮之间，病机治法，已昭然矣"。

小陷胸汤方

黄连（一两）　　半夏（半升，洗）　　栝蒌实大者（一枚）

上三味，以水六升先煮栝蒌实，取三升，去滓，内诸药，煮取三升，去滓，分温三服。

病在阳，应以汗解之，反以冷水潠之，若灌之，其热被劫不得去，弥更益烦，肉上粟起，意欲饮水，反不渴者，服文蛤散；若不差者，与五苓散。寒实结胸，无热证者，与三物小陷胸汤，白散亦可服。（141）

笔记

尤在泾曰："病在阳者，邪在表也；当以药取汗，而以冷水潠之，或灌濯之，其热得寒被劫而不得竟去，于是热伏水内，而弥更益烦；水居热外，而肉上粟起，而其所以为热，亦非甚深而极盛也。故意欲饮水，而口反不渴。文蛤咸寒而性燥，能去表间水热互结之气。若服之而不差者，其热渐深，而内传入本也。五苓散辛散而淡渗，能去膀胱与水相得之热；若其外不郁于皮肤，内不传于膀胱，则水寒之气，必结与胸中，而成寒实结胸。寒实者，寒邪成实。与结胸热实不同，审无口燥烦渴等症见者，当与三物白散温下之剂，以散寒而除实也"。

文蛤散方

文蛤五两为散，以沸汤和一钱匕服，汤用五合。

三物白散

桔梗（三分）　贝母（三分）　巴豆（一分，去皮心，熬黑）

上三味为末，内巴豆，更于臼中杵之，以白饮和服，强人半钱匕，羸者减之。病在膈上必吐，在膈下必利。不利，进热粥一杯；利过不止，进冷粥一杯。身热皮粟不解，欲引衣自覆者，若以水潠之洗之，益令热劫不得出，当汗而不汗则烦。假令汗出已，腹中痛，与芍药三两如上法。

太阳少阳并病，而反下之，成结胸，心下硬，下利不止，水浆不下，其人心烦。（150）

笔记

程知曰："此二阳并病，误下之变也。太阳表邪乘虚入里，则为结胸。心下硬。少阳半里之邪，乘虚入里，则为下利不止，上下俱病。而阳明之居中者，遂至水浆不入，而心烦也"。

结胸证，其脉浮大者，不可下，下之则死。（132）
笔记
尤在泾曰："结胸症原有可下之例，如大陷胸汤及丸诸法是也。若其脉浮大者，心下虽结，而表邪犹盛；则不可径与下法，下之则脏气重伤，邪气复入，既不能受，又不可制，则难为生矣。故曰下之则死"。

结胸证悉具，烦躁者亦死。（133）
笔记
《金鉴》曰："结胸症悉具，谓硬满而痛，结在膈之上下也。悉具者，谓胸之下，少腹之上，左右两胁，无不硬满而痛也。较之大结胸为尤甚，此时宜急下之，或有生者；若复迁延，必至邪胜正负，形气相离，烦躁不宁，下亦死，不下亦死矣"。

第十八节　痞之证治

脉浮而紧，而复下之，紧反入里，则作痞，按之自濡，但气痞耳。（151）
笔记
尤在泾曰："此申言所以成痞之故，浮而紧者，伤寒之脉。所谓病发于阴也，紧反入里者，寒邪因下而内陷，与热入因作结胸同意。但结胸心下硬满而痛，痞则按之濡而不硬且痛，所以然者，阳气内陷，止于胃中，与水谷相结，则成结胸。阴邪内陷，止于胃外，与气液相结，则为痞。是以结胸为实，而按之为硬痛，痞病为虚，而按之为濡耳"。

心下痞，按之濡，其脉关上浮者，大黄黄连泻心汤主之。（154）

笔记

张隐庵曰："此病少阴君火之气，而为热痞之症也。少阴之上，君火主之，病气与君火之气结于心下，而为痞。火热伤气，故按之濡；其脉关上浮者，神机欲转而未能也，以大黄黄连泻心火之邪，热下行则水火交而既济，无咎矣"。

大黄黄连泻心汤方

大黄（二两） 黄连（一两）

上二味，以麻沸汤二升渍之，须臾绞去滓，分温再服。

心下痞，而复恶寒汗出者，附子泻心汤主之。（155）

笔记

汤本求真曰："呈心下痞之泻心汤症为阳实症，故

岐黄之术自有传承

虽有发热，而无恶寒。今则虽有心下痞，而恶寒汗出，故加一'复'字，以暗示与泻心汤症相反之意。而此恶寒，与汗出，非表候而为阴虚症之征，故以泻心汤治心下痞，以附子治恶寒与汗出也"。

附子泻心汤方

大黄（二两）　　黄连（一两）　　黄芩（一两）
附子（一枚炮，去皮破，别煮取汁）

上四味，切三味，以麻沸汤二升渍之须臾，绞去滓，内附子汁，分温三服。

按： 此证邪热有余而正阳不足。设治邪而遗正，则恶寒益甚，或补阳而遗热，则痞满愈增；此方寒热补泻，并投互治，诚不得已之苦心，然使无法以制之，鲜不混而无功矣。方以麻沸汤渍寒药，别煮附子取汁，合和与服，则寒热异其气，生热异其性，药虽同行，而功则各奏，乃先圣之妙用也。

伤寒五六日，呕而发热者，柴胡汤证具，而以他药下之，柴胡证仍在者，复与柴胡汤。此虽已下之，不为逆，必蒸蒸而振，却发热汗出而解。若心下满而硬痛者，此为结胸也，大陷胸汤主之；但满而不痛者，此为痞，柴胡不中与之，宜半夏泻心汤。（149）

笔记

程应旄曰："泻心虽同，而证中具呕，则功专涤饮，故以半夏名汤也。曰泻心者，言满在心下清阳之位，热邪挟饮，尚未成实，故清热涤饮，使心下之气得通，上下自无阻留，阴阳自然交互矣。然枢机全在于胃，故复补胃家之虚，以为之斡旋，与实热入胃而泻其蓄满者，大相径庭矣。痞虽虚邪，乃表气入里，寒成热矣。寒虽成热，而热非实，故用苦寒以泻其热，兼佐辛甘以补其虚，不必攻痞而痞自散。所以一方之中，寒热互用，若阴痞不关阳郁，即郁而亦未成热，泻心之法亦可用也"。

半夏泻心汤方

黄芩（三两）　　人参（三两）　　甘草（三两）

黄连（一两）　　半夏（半升，洗）　　干姜（三两）

大枣（十二枚，擘）

上七味，以水一斗，煮取六升，去滓，再煮，取三升，温服，一升，日三服。

按：痞者，满而不实之谓。夫客邪内陷，即不可从汗泄，而满而不实，又不可从下夺。故惟半夏干姜之辛，能散其结；黄连黄芩之苦，能泄其满，而其所以泄与散者；虽药之能，而实胃气之使也，用参草枣者，以下后中虚，故以之益气，而助其药之能也。

伤寒汗出，解之后，胃中不和，心下痞硬，干噫食臭，胁下有水气，腹中雷鸣，下利者，生姜泻心汤主之。（157）

笔记

程知曰："此为汗后，未经误下，心中痞硬，水饮抟聚者，立治法也。外邪难解，然必胃气通和，始得脱然无恙。汗出解后，胃中不和，饮食抟结，故心下痞硬。中焦不能消谷，故干噫食臭。土弱不能制水，故胁下水气旁流。腹中雷鸣者，抟击有声，下利而清浊不分也。故于泻心汤内，君生姜散之之法，用再煎，取其熟而和胃也"。

生姜泻心汤方

生姜（四两切）　人参（三两）　半夏（半升，洗）　甘草（三两，炙）　黄芩（三两）　大枣（十二枚，擘）　黄连（一两）　干姜（一两）

上八味，以水一斗，煮取六升，去滓，再煮取三升，温服一升，日三服。

伤寒中风，医反下之，其人下利日数十行，谷不化，腹中雷鸣，心下痞硬而满，干呕心烦不得安。医见心下痞，谓病不尽，复下之，其痞益甚，此非结热，但以胃中虚，客气上逆，故使硬也，甘草泻心汤主之。（158）

笔记

喻昌曰："下利完谷，腹鸣，呕烦，皆误下而胃中空虚之故也。设不知此义，以结热而复下之，其痞必益甚，故复以胃中虚，客气上逆，昭揭病因"。

甘草泻心汤方

甘草（四两，炙）　黄芩（三两）　干姜（三两）黄连（一两）　半夏（半升，洗）　大枣（十二枚，擘）

上六味，以水一斗，煮取六升，去滓，再煮取三升，温服一升，日三服。

按： 生姜泻心汤，甘草泻心汤二方，虽同为治痞之剂。而生姜泻心，意在胃中不和，故主生姜以和胃，甘草泻心，意在下利不止，与客气上逆，故不用人参之增气，而须甘草之安中也。

伤寒大下后，复发汗，心下痞，恶寒者，表未解也，不可攻痞，当先解表，表解乃可攻痞，解表，宜桂枝汤；攻痞，宜大黄黄连泻心汤。（164）

笔记

张璐曰："大下之后复发汗，先里后表，颠倒差误。究竟已陷之邪痞结心下，症兼恶寒，表邪不为汗衰，即不可更攻其痞，当先行解肌之法以治外，外解已后，乃用大黄黄连攻其邪热凝聚之痞，方为合治"。

第十九节　懊憹烦满之证治

发汗吐下后，虚烦不得眠，若剧者，必反覆颠倒，

心中懊憹，栀子豉汤主之；若少气者，栀子甘草豉汤主之；若呕者，栀子生姜豉汤主之。(76)

笔记

汤本求真曰："本条当分作两节解。即发汗吐下后，虚寒烦不得眠者，栀豉汤主之。发汗吐下后虚烦不得眠，若剧者，必反复颠倒，心中懊憹，栀豉汤主之。即前者为轻症，后者为剧症。而虚烦不得眠者，因发汗吐下，故诸毒患被驱除，惟热毒残留，刺激大脑皮肤之故。又因既经汗吐下，则腹内空虚，而无他毒阻滞之故。且欲示不眠烦闷而有虚状，故加'虚烦'之二字也。又反复颠倒者也，为辗转反侧之意。因不眠之甚，所以致之（中略）。

是故照现代之解释，懊憹即因炎性充血，而为脑刺激症状中之剧烈者是也，不眠与反覆颠倒，亦皆坐此"。

栀子豉汤方

栀子（十四枚，擘）　香豉（四合，绵裹）

上二味，水四升，先煮栀子得二升半，内豉，煮取一升半，去滓，分为二服，温进一服得吐，止后服。

栀子甘草豉汤方

于栀子豉汤内，加入甘草（二两），余依前法。

栀子生姜豉汤方

于栀子豉汤内，加入生姜（五两），余依前法。

发汗，若下之，而烦热，胸中窒者，栀子豉汤主之。（77）

笔记

《腹诊症奇览》曰："窒者，间窒而不能容物，觉食物等有所梗塞也。是亦由热郁结心胸所致，准是以观，即食道有狭窄之自觉。由食道粘膜，受热毒而干燥，食物不滑利所致，故嗜酒者之咽下困难等症，可知亦本方及类方之主治"。

眉批：

本条为外感症，老妇长幼皆可得，此因热大耗津，故窒轻燥，非关腹食病，惟老年人可得。

伤寒五六日，大下之后，身热不去，心中结痛者，未欲解也，栀子豉汤主之。（78）

笔记

程应旄曰："痛而云结，殊类结胸，但结胸身无大热，知热已尽归于里为实邪。此则身热不去，则所结者，因下而结，客邪仍在于表，故云未欲解也"。

伤寒下后，心烦腹满，卧起不安者，栀子厚朴汤主之。（79）

笔记

沈明宗曰："下后微邪内陷，而无饮抟结，故无结胸下利。但邪陷胸膈，扰乱于上则心烦；邪入腹中，在下则腹满；两邪逼凑胸腹，所以心烦腹满。用此一涌一泻，亦表里两解法也"。

栀子厚朴汤方

栀子（十四枚，擘）　厚朴（四两，姜汁炒）　枳实（四枚，水浸，去穰，炒）

上三味，以水三升半，煮取一升半，去滓，分二服，温进一服得吐者，止后服。

伤寒，医以丸药大下之，身热不去，微烦者，栀子干姜汤主之。（80）

笔记

《金鉴》曰："伤寒表未解，医以丸药大下之，不致结胸痞硬，犹未成逆也。然身热不去，表仍未罢也；微烦者，热陷于胸也。表热之在胸者，既轻且微，故不可下，亦不可清，惟宜以栀子豉汤，微涌其热，则微可除，而吐中有发散之意，身热亦可解矣"。

栀子干姜汤方

栀子（十四枚，擘）　干姜（二两）

上二味，以水三升半，煮取一升半，去滓，分二服，温进一服，得吐者止后服。

凡用栀子汤，病人旧微溏者，不可与服之。(81)

笔记

尤在泾曰："病人旧微溏者，未病之先，大便本自微溏，为里虚而寒在下也。栀子汤本涌泄胸中客热之剂，旧微溏者，中气不固；与之，恐药气乘虚下泄，而不能上达。则膈热反因之而深入也，故曰不可与服之"。

第二十节　下利之脉证

太阳病，桂枝证，医反下之，利遂不止。脉促者，表未解也，喘而汗出者，葛根黄连黄芩汤主之。(34)

笔记

和久田曰："此由误治，致热内攻，而下利者。泻内攻之热，则下利与喘自治矣，故用芩连以解胸中之热。促者，来数而时一止之脉也。其促者，由于误治，但犹数者，表未解也。其喘汗出者，由内攻之热与下且合气逆而发也，且喘而汗出也。中间插'而'字，示喘为主之意，故泻胸之热，与和解其表，则喘自愈，而汗随止矣。然以表不解，故主葛根以解表也"。

葛根黄连黄芩汤方

葛根（半斤）　甘草（二两，炙）　黄芩（二两）黄连（三两）

上四味，以水八升，先煮葛根减二升，内诸药，煮取二升，去滓，分温再服。

太阳病，外症未除，而数下之，遂协热而利，利下不止，心下痞硬，表里不解者，桂枝人参汤主之。(163)

笔记

喻昌曰："误下而致里虚，外热乘之，变而为利不止者，里虚不守也。痞硬者，正虚邪实，中成滞碍，痞塞而不通也。以表未除，故用桂枝以解之。以里适虚，故用理中以和之。此方即理中汤加桂枝，而易其名，乃治虚痞下痢之法也"。

桂枝人参汤方

桂枝（四两）　干姜（三两）　白术（三两）
人参（三两）　炙甘草（四两）

上五味，以水九升，先煮四味，取五升，内桂枝，更煮取三升，温服一升，日再，夜一服。

伤寒，医下之，续得下利清谷不止，身疼痛者，急当救里；后身疼痛，清便自调者，急当救表。救里，宜四逆汤；救表，宜桂枝汤。(91)

笔记

汤本求真曰："伤寒医下之者，谓医误与下剂，续得下利者。下剂之药虽尽，下利尚不止也。清谷，即完谷下利之无粪臭者。尚救里者，宜止泻之意也。清便自调者，谓便通如寻常。当救表者，为发表之意也"。

伤寒病二三日，不能卧，但欲起，心下必结，脉微弱者，此本有寒分也。反下之，若利止，必作结胸；未止者，四日复下，之此作协热利也。（139）

笔记

《金鉴》曰："太阳病，谓项强痛而恶寒也。二三日见不得卧，但欲起之症，谓已传阳明也。心下，胃之分也。必结，谓胃分必有结也。若脉实大乃胃分有热而结也，则当下之。今脉微弱，是胃分有寒而结也，法不当下，不当下而下之，谓之反下。二三日正当解太阳阳明之表，反下之，表热乘虚入里，必自利。设利自止，是其人胃实而同燥化，必作结胸矣。今利未止，四日仍复下利，是其人胃虚而同湿化，故必作协热利也"。

伤寒，服汤药，下利不止，心下痞硬。服泻心汤已，复以他药下之，利不止。医以理中与之，利益甚。理中者，理中焦，此利在下焦，赤石脂禹余粮汤主之。复利不止者，当利其小便。（159）

笔记

尤在泾曰："汤药，亦下药也。下后下利痞硬，泻心汤是已。而复以他药下之，以虚益虚，邪气虽去，下焦不约，利无止期。故不宜参术姜草之安中，而宜赤脂禹粮之固下也。乃服之而利犹不止，则是下焦分经之所

岐黄之术自有传承

清浊不别故也，故当利其小便"。

赤石脂禹余粮方

赤石脂（一斤，碎）　禹余粮（一斤，碎）

上二味，以水六升，煮取二升，去滓，分温三服。

第二十一节　下后诸变之证治

太阳病下之，其脉促，不结胸者，此为欲解也；脉浮者，必结胸也；脉紧者，必咽痛；脉弦者，必两胁拘急；脉细数者，头痛未止；脉沉紧者，必欲呕；脉沉滑者，协热利；脉浮滑者，必下血。（140）

笔记

程知曰："不宜下而下之，诸变不可胜数，此之谓也。今咽痛胁急欲呕，是邪寒入里之变。头痛热利下血，是风邪入里之候变。所以然者，脉浮数为阳，沉弦紧细为阴也"。

太阳病，下之后，脉促，胸满者，桂枝去芍药汤主之。若微恶寒者，去芍药方中，加附子汤主之。（21）（22）

笔记

成无己曰："脉来数，时一止复来者，名曰促。促为阳盛，则不因下后而脉促也。此下后脉促，不得为阳盛也。太阳病下之，其脉促不结胸者，此为欲解。此下后脉促，而复胸满，则不得为欲解，由下后阳虚，表邪渐入，而客于胸中也。与桂枝汤以散客邪，通行阳气，芍药益阴，阳虚者非所宜，故去之。阳气已虚，若更加之微恶寒，则必当温剂散之，故加附子"。

桂枝去芍药汤方，于桂枝汤内去芍药，余依前法。

桂枝去芍药加附子汤方，于桂枝汤方内，去芍药，加附子一枚，炮，去皮，切八片，余依前法。

太阳病，下之微喘者表，未解故也，桂枝加厚朴杏仁汤主之。（43）

喘家作桂枝汤加厚朴杏仁佳。（18）

笔记

张石顽曰："表邪因误下上逆，而见微喘，故仍用桂枝解表，加厚朴杏仁以下其气。若下利不止，而加上气喘急者，乃是上争下夺，倾危之象，非桂枝所宜也"。

又云："寒伤荣则喘，风伤卫则咳。此本风伤卫症，因误下而引风邪入犯荣分，故微喘也。其寒伤荣无汗症，亦有咳者，乃发热引饮水蓄之故，否则系营卫俱伤之症耳"。

太阳病，下之后，其气上冲者，可与桂枝汤，方用前法，若不上冲者，不可与之。（15）

笔记

汤本求真曰："太阳病者，可专发表，不可下也。医误下之，因反动而致气上冲者，可与桂枝汤，降其上冲之气。非其候者，不可与也之。气者，触于五官而无形，然有活动力，此所谓气，即神经作用之意。上冲者，《方机》云：凡上冲者，非上逆之谓气从少腹上冲胸者是也。如是，则气上冲者，即发作的上走性，神经症之谓，此是上冲之剧者。其有缓者，非必自少腹而上冲于胸，只为上冲之应，而但限头痛耳"。

伤寒八九日，下之，胸满烦惊，小便不利，谵语，一身尽重，不可转侧者，柴胡加龙骨牡蛎汤主之。（107）

笔记

汤本求真曰："本方为于小柴胡汤，加龙骨牡蛎铅丹桂枝茯苓大黄而成。故（日本）东洞翁本方之定义，谓治小柴胡汤症。而胸腹有动，烦躁惊狂，大便难，小便不利者，盖谓治小柴胡汤症。而加以心下膨满（桂枝茯苓大黄主治之），胸腹动（龙骨牡蛎茯苓主治之），烦躁惊狂（龙骨牡蛎铅丹茯苓桂枝主治之），大便难（大黄主治之），小便不利（桂枝茯苓大黄），谵语者，为温热上攻头脑所致。一身尽重而不可转侧者，因里不外行故也"。

眉批：

本条属三阳并病，乃误下而成，故未置并病内。

柴胡加龙骨牡蛎汤方

半夏二合洗，柴胡四两，人参、龙骨、铅丹、牡蛎熬，茯苓、桂枝、生姜，各一两半，大枣六枚，大黄二两。

上十一味，以水八升，煮取四升，内大黄，切如碁子，更煮一二沸，去滓，温服一升。

按语：此三阳并病，乃误下而成，故未置并病内。

得病六七日，脉迟浮弱，恶风寒，手足温，医二三下之，不能食，而胁下满痛，面目及身黄，颈项强，小便难者，与柴胡汤，后必下重；本渴而饮水呕者，柴胡汤不中与也，食谷者哕。（98）

笔记

程应旄曰：以一渴症辨之，前条之手足温而渴者，热在里，未经数下，自能消水。今本渴而饮水则呕，知其渴为膈燥津亡之渴，数下中虚，不能消水，究于胃阳无涉。然则柴胡沁之于少阳，岂可云但见一症便是乎？又岂可云下之而柴胡症不罢者，复与柴胡汤乎？

本以下之，故心下痞，与泻心汤，痞不解，其人渴而口燥烦，小便不利者，五苓散主之。（156）

笔记

程应旄曰："泻心汤诸方，开结、荡热、益虚可谓备矣。然其治法实在上中二焦，亦有痞在上而治在下焦者，斯又不同其法也。若痞之来路虽同，而其人口渴，躁烦，小便不利，则知下后胃虚，以致水饮内蓄，津液不行，痞无去路，非结热也。以五苓散主之者，使浊阴出于下窍，而清阳之在上焦者，自无阻留矣。况五苓散宣通化气，兼行表里之邪，使心邪不从心泻，而从膀胱泻，又一法也"。

下后，不可更行桂枝汤，若汗出而喘，无大热者，可与麻黄杏子甘草石膏汤。（162）

笔记

张隐庵曰："此方在表之邪不解，内乘于肺而为喘也。以桂枝汤发汗后，不可更行桂枝汤。盖太阳之气主皮毛，若汗出而喘，乃肌腠虚而表邪未解，致内抟于肺而为喘。无大热者，太阳标阳内乘也。标阳内乘，肺气拂郁，治宜直达太阴之肺气于皮毛，发越太阳之标阳而外出，故可用麻杏甘膏汤主之"。

第二十二节　误汗吐下后诸变之脉证

本发汗而复下之，此为逆也；若先发汗，治不为逆。本先下之，而反汗之，为逆。若先下之，治不为逆。（90）

笔记

《金鉴》曰："立治逆之法，不外乎表里；而表里之治，不外乎汗下。病有表里症者，当审其汗下何先何后。先后得宜为顺，失宜为逆。若表急于里，本应先汗而反下之，此为逆也；若先汗而后下，治不为逆也。若里急于表，本应先下，而反汗之，此为逆也；若先下而后汗，治不为逆也"。

太阳病，先发汗，不解，而复下之，脉浮者不愈。浮为在外，而反下之，故令不愈。今脉浮，故知在外，当须解外则愈，宜桂枝汤主之。（45）

笔记

程应旄曰："愈不愈辨之于脉。其愈者，必其脉不浮，而离于表也。若脉浮者，知尚在表，则前此之下，自是误下，故令不愈。从前之误不必计较，只据目前之症，其脉若浮，知尚在外，虽日久尚须解外则愈。有是脉用是药，亦不以既下，而遂以桂枝汤为不中与也"。

太阳病，先下之而不愈，因复发汗，以此表里俱虚，其人因致冒，冒家汗出自愈，所以然者，汗出表和故也；得里未和，然后复下之。（93）

笔记

程知曰："冒者，神志不清，如有物为之冒蒙也。得汗出，表和而邪解矣。得表和而里未和，然后下之，明不得以其冒而认为入里之邪，遂致妄下，亦不得以其冒而认为表之未解，复妄用汗也"。

大下之后，复发汗，小便不利者，亡津液故也，勿治之，得小便利，必自愈。(59)

笔记

尤在泾曰："既下复汗，重亡津液，大邪虽解，而小便不利，是未可以药利之。俟津液渐回，则小便自行而愈。若强利之，是重竭其阴也，况未必即利耶"。

下之后，复发汗，必振寒，脉微细，所以然者，以内外俱虚故也。(60)

笔记

《金鉴》曰："发汗当于未下之先，今下之后，复发汗，必振寒。脉微细者，表里皆虚也。所以然者，以下之失宜，则内守之阳虚，故脉微细也。以汗之失宜，则外固之阳衰，故振寒也"。

眉批：误下后表症仍在则生二种变症，外则寒战，内则脉微细。振寒为外虚发汗之故也，脉微细乃内虚，大下之故也，此皆正虚。

下之后，复发汗，昼日燥烦不得眠，夜而安静，不呕不渴，无表证，脉沉微，身无大热者，干姜附子汤主之。(61)

笔记

喻昌曰："上条但言振寒，及微细之脉，未定所主之病，以虚实症不一也。然振寒脉微细，阳虚已见一斑。设昼日烦燥不得眠，其为虚阳扰乱可知；夜反安静，不呕不渴，则虚阳扰乱，不兼外邪可知。脉沉微，身无大热，则烦燥，为亡阳之症。干姜附子，在所必需。由此而推，日中安静，夜而烦燥，则为阴病而阳不病，又可知矣"。

眉批："此条较栀子豉症为重，栀子豉症不过清阳阻塞"。身无大热，即所谓热去不热，是无火也。（无血）乃虚阳外越（亡阳之候）此阳字指功用而言，亦内虚阳是也。

干姜附子汤方

干姜（一两）　附子（一枚，生用，去皮，切八片）

上二味，以水三升，煮取一升，去滓，顿服。

发汗，若下之，病仍不解，烦躁者，茯苓四逆汤主之。(69)

笔记

汪琥曰："伤寒汗下，则烦躁止而病解矣。若阴盛之烦燥，强发其汗，则表疏亡阳；复下之，则里虚亡阴。卫阳失护，荣阴内空，邪仍不解，更生烦燥，此亦虚烦躁，乃假热之象也。只宜温补，不当表散，故以茯苓四逆汤主之"。

眉批：荣卫伤而邪仍未解故烦。栀子烦躁是热，血热之虚烦，此虚烦在即虚脱未脱之间，是虚热也。前条重剂顿服，此剂较轻。前已虚脱之故。

茯苓四逆汤方

茯苓（六两）　　人参（一两）　　干姜（一两半）
甘草（二两，炙）　　附子（一枚，生用，去皮，破八片）

上五味，以水五升，煮取三升，去滓，温服七合，日三服。

眉批： 汗下后烦躁一证，悉是正虚邪扰之故。而有邪多虚少，或虚多邪少之分。邪多者，宜逐邪以安正。虚多者，宜助正以逐邪。仲景既著栀豉汤之例，复列茯苓四逆之法，其于汗下后烦躁一证，虚实互举，补泻不遗如此，学者所当究心也。

伤寒，胸中有热，胃中有邪气，腹中痛，欲呕吐者，黄连汤主之。(173)

笔记

汤本求真曰："胸中有热也者，胸中烦热，即心中有烦悸之意。胃中有邪气者，胃内有热毒之义也。腹中痛即此二物毒刺激胃肠粘膜之结果。欲呕吐者，因水毒为热毒所激动而上迫故也"。

"本方因以桂枝去芍药汤为原方，故腹状亦大相类似。本方实不过以半夏泻心汤之黄芩，代以桂枝，及增量黄连而成。故方意亦颇似近，不但可治呕吐，且有时疗下痢，从可推之矣"。

眉批：条文虽未言汗实已经汗下后。下后导邪入里，内实则结胸，此胃中无实惟有邪气。

黄连汤方

黄连、桂枝去皮、干姜、甘草炙各三两，人参二两，半夏半升洗，大枣十二枚擘。

上七味，以水一斗，煮取六升，去滓，温服一升，日三服，夜二服。

太阳病，当恶寒发热，今自汗出，不恶寒发热，关上脉细数者，以医吐之故也。一二日吐之者，腹中饥，口不能食；三四日吐之者，不喜糜粥，欲食冷食，朝食暮吐，以医吐之所致也，此为小逆。（120）

笔记

尤在泾曰："病在表而吐之，邪气虽去，胃气则伤，故自汗出，无寒热，而脉细数也。一二日，胃气本和，吐之则胃空思食，故腹中饥。而胃气因吐而上逆，则又口不能食也。三四日，胃气生热，吐之则其热上动，故不喜糜粥，欲食冷食。而胃气自虚，不能消谷，则又朝食而暮吐也。此非应病邪应尔，以医吐之所致，曰小逆者，谓邪已去而胃未和。但和其胃，则病必自愈"。

伤寒吐下后，发汗，虚烦，脉甚微，八九日心下痞

硬，胁下痛，气上冲咽喉，眩冒，经脉动惕者，久而成痿。(160)

笔记

《金鉴》曰："伤寒吐下后，复发汗，治失其宜矣，故令阳气阴液两虚也。阴液虚，故虚烦；阳气虚，故脉微；阳气微而不升，故目眩冒；阴液虚而不濡，故经脉动惕也。阳气阴亏损，久则百体失所滋养，故力乏筋软而成痿矣"。

太阳病吐之，但太阳病当恶寒，今反不恶寒，不欲近衣，此为吐之内烦也。(121)

笔记

张隐庵曰："此言吐亡津液，而致阳热过盛也。太阳病反不恶寒，不欲近衣，乃阳热而阴液消亡，此为吐之内烦者，言吐伤心主之气而烦也"。

眉批：《金鉴》云此由吐之后，表解里不解，内生烦热也。

太阳病，过经十余日，心下温温欲吐，而胸中痛，大便反溏，腹微满，郁郁微烦，先此时，自极吐下者，与调胃承气汤；若不尔者，不可与。但欲呕，胸中痛，微溏者，此非柴胡证，以呕故知极吐下也。(123)

笔记

喻昌曰："太阳病，过经十余日，心下嗢嗢欲吐而不吐，其人胸中痛，大便反溏，腹微满，郁郁（邪入里象）微烦（用调胃）者，此有二辩；若曾经大吐大下者，表邪从吐解，且里可用调胃承气之法；若未经极吐下，但欲呕不呕，胸中痛，微溏者，是痛为吐所伤，溏非下所致，调胃之法不可用矣"。

眉批："嗢"古用通温，热邪过首。柴胡症，以苦胸胁，苦满呕。本条无此症，不郁郁即愈，不可用调胃戒。

太阳病三日，已发汗，若吐，若下，若温针，仍不解者，此为坏病，桂枝不中与也。观其脉证，知犯何逆，随证治之。（16）

笔记

《金鉴》曰："太阳病三日，邪在三阳时也。若已经发汗，若吐，若下，若温针，其法备施，病仍不解者，此为坏病，由施治失宜也。此时有表证，桂枝亦不中与，当观其脉症，知所误犯者何逆，而随症治之，不可以成法拘也"。

第二十三节 火逆之证治

脉浮，宜以汗解，用火灸之，邪无从出，因火而盛，病从腰以下，必重而痹，名火逆也。（116）

笔记

成无己曰："脉浮在表，宜以汗解之。医以火灸，取汗而不得，汗邪无从出，又加火气相助，则热益甚，身半以上，同天之阳，半身以下，同地之阴，火性炎上，则腰以下，阴气独治，故腰以下，必重而痹"。

眉批：此条所重者"浮脉"二字，浮在表，非汗出必不解，仍误以火灸，是不啻以火济火，火盛则荣气乃竭，势必身重而痹，然不以痹名，而名火逆者，恐人误认为风寒痰痹也。

微数之脉，慎不可灸。因火为邪，则为烦逆，追虚逐实，血散脉中，火气虽微，内攻有力，焦骨伤筋，血难复也。（116）

笔记

《金鉴》曰："微数之脉，乃阴虚血少之症，断不可灸，若误灸之，艾火内攻，为烦为逆。烦者，阴为阳扰也；逆者，追虚逐实也。阴本虚，而加以火则愈虚，是为追虚；阳本实，而加以火则益实，是为逐实。然血已耗散，脉中艾火之气虽微，而内攻有力矣。故致焦骨伤筋，血难复也"。

脉浮热甚，反灸之，此为实。实以虚治。因火而动，必咽燥唾血。（115）

笔记

程应旄曰："表实有热，误认虚寒，而用灸法，热无从泄，因火而动，自然内攻。邪束于外，火攻于内，肺金受伤，故咽躁而吐血"。

眉批：伤寒非寒冷是伤寒水之症，所谓伤寒者，热病类也。此本表实，麻黄一汗愈，何须用灸？此真热假寒，肺主皮毛，此表实毛孔塞，火内攻伤肺也。

太阳病，以火熏之，不得汗，其人必躁。到经不解，必清血，名为火邪。（114）

笔记

张璐曰："火邪入胃，胃多水液者，必奔下利。若胃中少津液之人，复受火邪，则必加烦扰不宁，由是深入血室而为圊血也。盖阳邪不解，得以袭入阴中，动其阴血，倘阳邪不尽，其圊血必无止期，故申之曰：火邪。示人以治火邪，而不治其血也"。

太阳伤寒者，加温针，必惊也。（119）

笔记

尤在泾曰："寒邪在表，不以汗解，而以温针，心虚热入，必作惊也"。成氏曰云："温针损营血，而动心气也"。

太阳病中风，以火劫发汗，邪风被火热，血气流溢，失其常度，两阳相熏灼，其身发黄，阳盛则欲衄，阴虚则小便难，阴阳俱虚竭，身体则枯燥，但头汗出，剂颈而还，腹满微喘，口干咽烂，或不大便。久则谵

语，甚者至哕，手足躁扰，捻衣摸床，小便利者，其人可治。(111)

笔记

程应旄曰："以上诸证，莫非邪火逆乱，真阴立亡之象，推求其原，一皆血气流溢，失其常度，至于如此，邪风被火热之害，可胜言哉！此际，欲治风而火势沸腾，欲治火而风邪壅遏，何从治之？惟利小便一法。如猪苓汤类，可以导热滋干，使小便得利，则太阳之邪亦从膀胱为去路，尚可治也。倘利之而不利，火无从出，危矣"。

眉批：

《内经》云："诸腹满大，皆属于热"。腹满微喘者，热气内郁也。经云："火气内发上为口干咽烂者，火热上熏也。热气上而不下，则大便不硬，若热气下入胃中，则大便硬"。故云："或不大便久，则胃中燥热，必发谵语"。

太阳病二日，反躁，反熨其背，而大汗出，大热入胃，胃中水竭，躁烦，必发谵语，十余日，振慄，自下利者，此为欲解也。故其汗从腰已下不得汗，欲小便不得，反呕，欲失溲，足下恶风，大便硬，小便当数，而反不数，及多，大便已，头卓然而痛，其人足心必热，谷气下流故也。(110)

笔记

尤在泾曰："太阳病二日，不应发躁而反躁者，热气行于里也，是不可以火攻之。而反熨其背，汗出热入，胃干水竭，为躁烦，为谵语，势有所必至者，至十余日，火气渐衰，阴气复生，忽振慄自下利者，阳得阴而和也。故曰欲解，因原其未得利时，其人从腰以下无汗，欲小便不得者，阳不下通于阴也。反呕者，阳气上逆也。欲失溲，足下恶风者，阳上逆，足下无气也。大便硬，津液不下行也，诸皆阳气上盛，升而不下降之故。及乎津液入胃，大便得行，于是阳气暴降而头反痛；谷气得下，而足心热，则其腰下有汗，小便得行可知，其不呕不失溲，又可知矣"。

火逆下之，因烧针烦躁者，桂枝甘草龙骨牡蛎汤主之。（118）

笔记

汪琥曰："此方即桂枝去芍药，加蜀漆龙骨牡蛎救逆汤，制小其剂而用之也。火邪迫内，则生烦躁，虽烦躁似带表邪，不宜散以桂枝辛热，而火逆既经下之，则阴血受伤，较之救逆汤，似当增芍药也"。

桂枝甘草龙骨牡蛎汤

桂枝、炙甘草各一两，牡蛎、龙骨各二两。

上为末，以水五升，煮取二升半，去滓，温服八合，日三服。

伤寒脉浮，医以火迫劫之，亡阳，必惊狂，起卧不安者，桂枝去芍药加蜀漆龙骨牡蛎救逆汤主之。（112）

笔记

《金鉴》曰："伤寒脉浮，医不用麻桂之药，而以火劫取汗，汗过亡阳，故见惊狂，起卧不安之症。盖由火劫之误，热气从心，且大脱津液，神明失倚也。然不用附子四逆辈者，以其为火劫亡阳也。宜以桂枝汤去芍药加蜀漆龙骨牡蛎救逆汤主之。去芍药者，恐其阴性迟滞，兼制桂枝不能迅走其外，反失救急之旨"（下略）。

桂枝去芍药加蜀漆牡蛎龙骨救逆汤方

桂枝（三两）　生姜（三两，切）　蜀漆（三两，洗去腥）　甘草（二两，炙）　牡蛎（五两，熬）　大枣（十二枚，擘）　龙骨（四两）

上为末，以水一斗二升，先煮蜀漆，减二升，内诸药，取三升，去滓，温服一升。

烧针令其汗，针处被寒，核起而赤者，必发奔豚，气从少腹上冲心者，灸其核上各一壮，与桂枝加桂汤，更加桂二两也。（117）

笔记

汤本求真曰："古代有烧针刺于人体，而使发汗之疗法。此则原非正治，故师特举之者，因误治病症转变之际，为设应变之方法也。本条之意，以烧针所刺之部分被寒，（邪气）即受细菌因之侵入，发赤肿胀者，必发奔豚。奔豚者，即气自下腹部冲心脏也。于其发赤肿胀处，施灸一壮，与以桂枝加桂汤，则奔豚即治云"。

桂枝加桂汤方

于桂枝汤方内，更加桂枝三两，共五两，所以加桂者，以能泄奔豚气也。余依前法。

第二章 太阳病之串解

第一节 太阳之经症

何谓太阳经症，曰颈痛项强，发热恶寒是也。有虚邪、实邪之辨。脉缓，自汗恶风，为虚邪，宜桂枝汤。

如八九日，过经不解，为疟状，面热身痒，以其不得小汗故也，宜桂枝麻黄各半汤。因前此未汗，不得发其汗，因日数颇久，故小发其汗。

如服桂枝汤，大汗出后，形如疟，日再发者，以余邪未尽故也，宜桂枝二麻黄一汤。大汗之后，不得再行大汗之法，而余邪未尽，不得不从汗而竭之，但药品宜轻耳。

脉浮紧，无汗恶寒为实邪，宜麻黄汤。

如无汗烦躁者，加石膏姜枣，名大青龙汤。

如干呕而咳，去杏仁加五味干姜半夏细辛芍药，名为小青龙汤，此二汤即麻黄汤之加减，总不出麻黄汤之范围，此二法治表中之表也。

第二节　太阳之府症

何谓太阳府症？曰表邪不去，必入于里。膀胱为表中之里也，有蓄水蓄血之辨。太阳病，其人口渴烦躁，不得眠，脉浮，小便不利，水入即吐，为膀胱蓄水症，宜五苓散。

太阳病，其人如狂，小腹硬满，小便自利，脉沉，为膀胱蓄血症，宜桃仁承气汤，此二法，治表中之里也。

第三节　太阳之变证

何谓太阳变症？曰汗不失宜，从阴从阳之不一也。

不应下而下之，续得下利清谷，身疼痛，宜四逆汤。以救清谷之里，又以桂枝汤，以救身疼痛之表。

病发热头痛，脉反沉，若不瘥，身体疼痛，当救其里，宜四逆汤。大汗大下利而厥冷者，四逆汤主之。

太阳病，发汗太过，遂漏不止，其人恶风，小便难，四肢微急，难以屈伸，桂枝加附子汤主之。

太阳病，发汗太过，动其荣血，而卫邪反内伏，其人仍发热，心下悸，头眩身瞷动，振振欲擗地者，真武汤主之。

以上言汗下太过，伤正而虚其阳，阳虚则从少阴阴化之症，多以太阳少阴为表里也。阳盛于内，误服桂枝汤，大汗出后，大烦大渴不解，脉洪大者，白虎加人参汤主之。

伤寒若吐若下后，七八日不解，热结在里，表里俱热，时时恶风大渴，舌上干燥而烦，欲饮水数升者，白虎加人参汤主之。

伤寒不大便六七日，为里症，头痛发热为表症。外不解，由于内不通也，下之里和，而表自解矣，与承气汤。

病人烦热汗出则解，又如疟状，日晡所发热，属阳明也。脉实者宜下之，与大承气汤。脉虚者宜发汗，与桂枝汤。发汗后恶寒者虚故也，不恶寒，但热者实也，当和胃气，与调胃承气汤。

太阳病未解，脉阴阳俱停，停者沉滞不起也。阴阳者尺寸也，先振慄，汗出乃解，但阳脉微者，先汗而解；但阴脉微者，下之而解；若欲下之，宜调胃承气汤。按此脉微，即上文脉停也。

以上言汗下失宜，热炽而伤其阴，阴伤则从阳明阳化之症，多以太阳阳明递相传也。

何谓发汗利水，为治太阳两大门。曰邪伤太阳，病在寒水之经，驱其水气以外出则为汗，逐其水气以下出则为尿，后为黄涎蓄水，前为便长。

太阳为寒水之经，邪之初伤，必须发汗，麻黄汤发皮肤之汗，桂枝汤发经络之汗，葛根汤发肌肉之汗，小青龙汤发心下之汗，大青龙汤发其内扰胸中之阳气而为汗，此发汗之五法也。若汗之而不能尽者，则为水；水在心下，干呕而咳，宜小青龙汤。发热而烦渴，欲饮水，水入即吐，名曰水逆，宜五苓散。汗后心下痞硬，干噫食臭，胁下有水气，腹中雷鸣，下利者，病势虽在腹中，而病根犹在心下，宜生姜泻心汤。此水气在上焦，在上者汗而散之也。若妄下之，后自心下至小腹硬满，而痛不可近（水与气所结），脉迟名大结胸，宜大陷胸汤。若项亦强，如柔痓之状，宜大陷胸丸。盖病热连于下者，主以汤；病势连于上者，主以丸是也。若其结止在心下，按之始痛，脉浮滑，名小结胸。邪气尚在，脉结宜小陷胸汤；若无热症，名寒实结胸，宜三物白散；若心下痞硬，满引胁下痛，干呕短气，汗出不恶寒，三焦升降之气，阻格难通，宜十枣汤；以水气在中焦，中满泻之于内也。若头痛项强，翕翕发热，无汗，心下满，微痛，小便不利者，因膀胱之水不行，营卫不调，不能作汗，宜以桂枝去桂加茯苓白术汤治之。是水气在下焦，在下者引而竭之是也。

眉批： 本节寒水之经：寒者发汗，水者利水。是经所谓："在上者汗而散之，下者引而竭之"。

第三章 太阳病之新解

一、部位

热，血液病（血中毒素），脑神经系，皮肤系，生殖器，泌尿系统。

二、字义

太，大也，甚也。阳，热也，即热气盛于表面之意也。故曰太阳病。

三、症状

邪气初犯表，（感冒由皮肤而入之意）则正气不畅，（普通之健康状态，不进展之意）屈而为恶寒，激而为发热，使血脉动畅逆行，故现脉浮、头痛、项强、恶寒等之证也。

四、病理

其病理有二端。其一，即人之腠理（皮肤表面）开疏，邪气不内迫，徒泛漫于肌肉，故脉浮缓汗出，是为中风（感冒），中，当也。风，发动之义。中风，对于伤寒而轻者也。其二，即人之腠理紧闭，邪气郁滞，遂迫于骨节，故脉浮紧无汗，骨节烦疼，故谓之伤寒。伤寒之伤，状害也。寒，闭塞之义，比中风重者，即太阳病之大纲也。按在昔区别发热，为表面之热，内部之热，中间部热，亦区别为上焦之热，中焦之热，下焦之热（此为症候的区别热，科学的病理学不用之）。人感冒而发热，则全身之皮肤感灼热，盖皮肤色体躯全表面，故热遍于体中最宏大之面积，而有太阳病之名也。欲知和汉医学，不可不了解。此一千数百年前仲景氏之理想，先宜虚心坦怀，接受彼此之假说，渐次知为确实性之学说，而尊重之。例如中风与伤寒区别之病理，为一个数百年前之旧说，宜理解其症候，病理处方之关系。现代之科学的医学，如单纯之感冒（中风），流行感冒，或肠窒扶斯（温疫或伤寒），因其病原菌异，症候异，故其处方亦异，当然之理也。故现代医学，与古代之东洋医学，宜相对照，而当于实际，予于此意味，了解东洋古代医学之根本，而取其所长，择其最优之意焉。

今以现代之科学的医学，证明三阴三阳，则证以成人之解剖学，不相吻合；证以现代之胎生学，乃适当也。

即胎生学之外中内三叶，与三阴三阳六部位相对照，为皮肤表面之一部。而胎生学形成动物性管之细胞集落，即名角板。又外板之处也，受精后之卵细胞之分裂历史上，外胚叶系统，即成人之神经中枢及皮肤系统也。而泌尿生殖器，亦含于此范围焉。故花柳病与脑神经衰弱之关系，乳儿之背面，与神经过敏之关系，由此可知也。

其他中风（感冒）伤寒，流行感冒，肠窒扶斯之太阳病，东洋古医学，以为由皮肤侵入之病，故表（德国医学以感冒为粘膜之加答儿）即皮肤发热之病，而以太阳病之标本，说明感冒。故太阳病者，皮肤系统之病气，而以发热之性状为特征，尚兼脑神经系统及泌尿生殖器系统者也。由此移行于种种之病气，他之二阳三阴，亦有变化，而每以脉示血中毒素之强弱焉。